外科医から観た
マクロの社会学Ⅱ

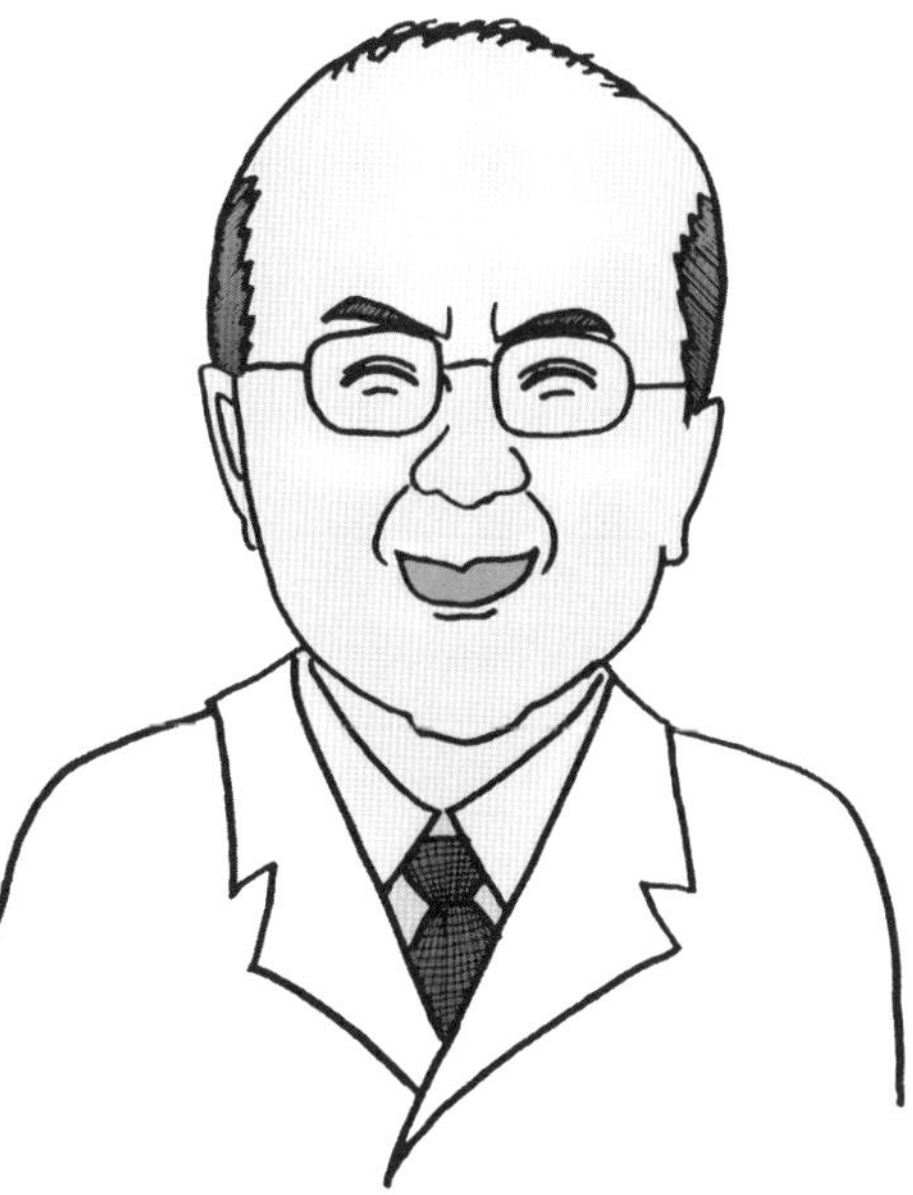

森 正樹
九州大学主幹教授
大阪大学名誉教授
日本外科学会理事長

はじめに

先般、「外科医から観たマクロの社会学」という拙著を発刊することができた。各方面の皆様から温かいメッセージを頂き、密かに嬉しく思っているところである。そこで二匹目のどじょうではないが、続編を発刊する事にした。

私は歴史や地理、生物、物理などの分野について、ふと思った疑問をいろいろ調べるのが好きである。以前は図書館などで関連文献を調べていたが、昨今はGoogleなどで瞬時に調べられる。そのため、以前よりは圧倒的に検索時間が短縮できるようになった。しかし、気を付けないといけないのは、個人が出しているブログは玉石混淆であるため、結構いい加減なものも含まれている。取捨選択しながら、多方面からアプローチしてまとめていく作業は、大変ではあるが、楽しく感じた。

私は大学で勤務する外科医であるため、医学部の学生や若い研修医と接する機会が多い。私どもの学生時代に比べると、圧倒的な情報量を勉強しなければならない昨今の学生は、気の毒に思えることもある。しかし、彼らを見ていると、かなり楽しみながら学生生活を送ったり、研修医としての修練を積んだりしているようにも感じる。情報量や勉強量が多くなっても、上手に取捨選択しながら学んでいるためかもしれない。

２０２０年はコロナの影響で多くの集会ができなくなった。４月の新人歓迎会、５月の医局旅行、11月の医局の集まり、12月の忘年会をはじめ、大きな行事は軒並み中止となった。そのため、オンラインでの代理開催が普及し始めた。これはこれで便利ではあるが、しかしながらこればっかりでは飽きてしまう。やはりface to faceの会は画面では得られない空気感を感じられる点で、捨てがたい。オンライン開催で東京などへの移動時間が大幅に削減されたために、自由に使える時間ができた。それを利用して、エッセーを書きためて、続編を出すことにした。以前に発刊した「外科医から観たマクロの社会学」も同様であるが、書かれたエッセーの内容は、読者には全く勉強になる内容ではない。それだけは自信を持って言える。しかしながら、ちょっとした休憩時間に斜め読みする分には、手ごろかもしれない。いや、却ってコーヒーがまずくなるか……、申し訳ない。それぞれのエッセーには、九州大学消化器・総合外科の大学院生が、彼ら自身の手による写真やイラストを付けてくれた。むしろこちらの方を楽しんで頂ければ幸いである。

なお、文中に「知らんけど！」が頻繁に出てくる。これは筆者が大阪で過ごした10年余りの中で、大阪のたくましいおばちゃんから、何度も聞いて馴染んだ言葉であり、ついつい自身も使うようになった。そのような訳で失礼な内容も多いと思うが、お許しいただきたい（知らんけど！）。

目次

contents

第1話

医学生に伝えたいこと(1)

医学部の学生と話をするのはとても楽しい。5年生は1グループ7名ほどで2週間にわたり当科で勉強する。その初日の最初に彼らと話をする機会がある（図1）。その際、私はいろんな話をするが、その中で次の3点はほぼ話すようにしている。それは糸結びの大切さ、救急蘇生法の習得、将来の留学についてである。彼らに話す内容の概要を記す。

(1)　糸結びの大切さ

医学部の5年生で将来の専門診療科を決めているのは少ないようだ（あるいは決めていても表に出さない。表明してしまうと食事会や飲み会に熱心に誘ってもらえなくなるのを恐れているのかも?）。外科医である立場からは、是非外科に来て頑張って欲しいので勧誘したい気持ちはあるが、その気持ちを押し殺して公平な立場で話している。糸結びは外科医の大切な技術の一つであるが、将来外科以外に進む人にも役立つ（と思う）。彼らは2年間の初期研修を経たのちに専門分野に進むが、徐々に他の病院の当直も担当するようになる。切り傷の患者さ

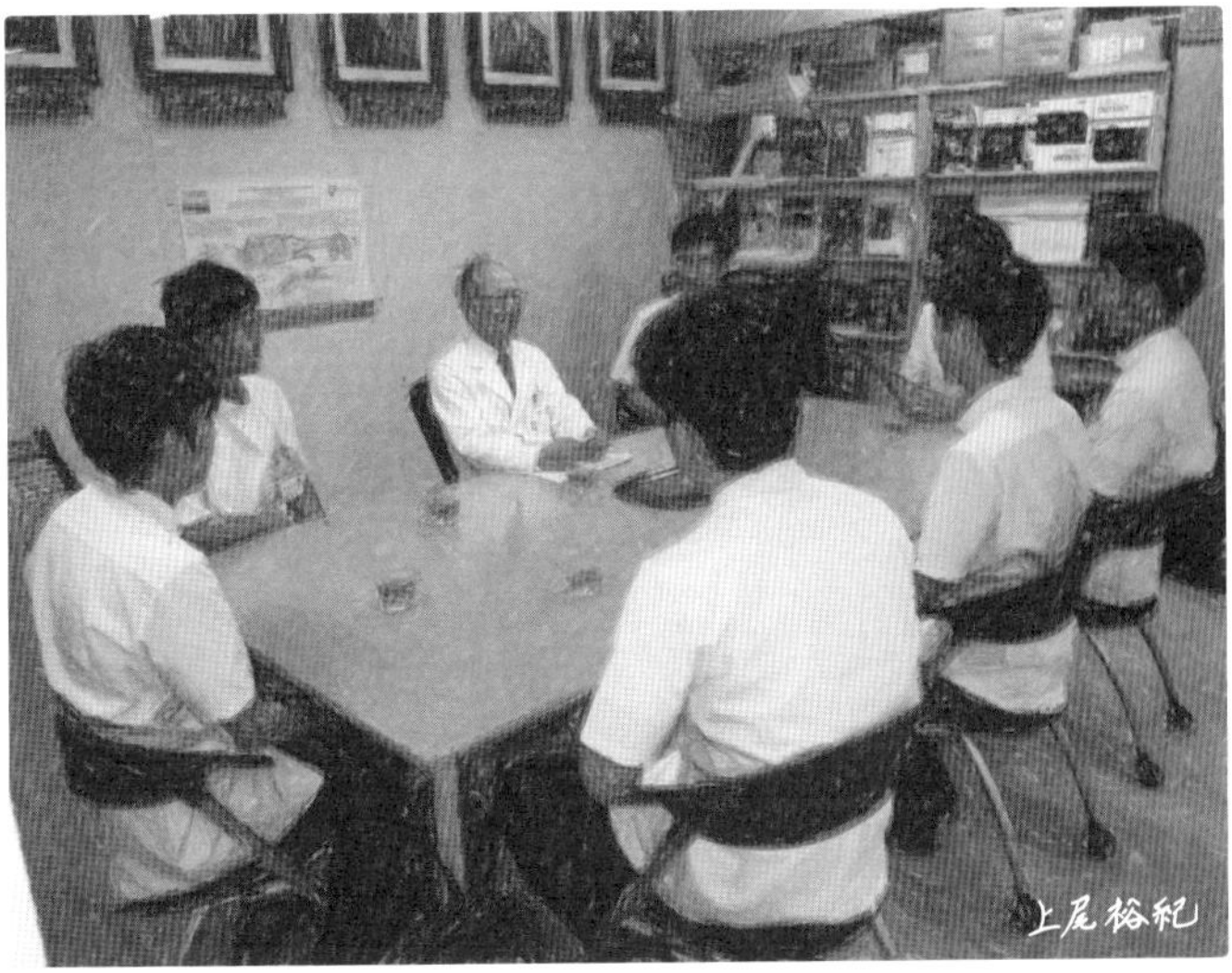

図1. 学生との懇談は常に笑顔が溢れる

んが来た時など、自分の専門に関わらず、一応の処置はしなければならない。その際に糸結びが上手にできる人は、患者さんのみならず、周囲の医療スタッフからの信頼度が増す。また、糸結びの練習を継続することで、自然に自信と忍耐力が身に付き、積極性が増すように見える（思い込みかもしれないが）。そのような理由で内科系に進むか、外科系に進むかにかかわらず、どの専門科に進もうとも糸結びは大切だと言い続けている。

　糸結びの練習は3段階で行うこ

とを勧めている。1番目は固定された棒（蛍光灯の支持棒、パイプ椅子のパイプ、タンスの把手など）を利用して男結び、女結び、片手結びなどを習得する。糸結びは体の向こう側に引っ張ったり、こちら側に引っ張ったりと、最初の方は丁度良い点で結ぶことが難しい。そこで結紮点を気にせずに、先ずは指先と手先を滑らかに動かせるように練習する。そのためには結紮点が固定されて動かない方が良い。これで練習して指先と手先が動くようになると、次は結紮点を動かさない練習が必要となる。これが2番目である。そのために使用するのがコーヒーカップとそれを受ける皿である（図2）。皿の上に置いたカップは空にしておき、把手に糸を通して結紮の練習をする。結紮点がずれると把手の位置が動き、皿の上でカップがカタカタ鳴る。練習を続けると鳴らないようになるが、これをゆっくりしていてはダメなので、できる限りスピードアップして行うようにする。スピードアップと音を出さないようにするのを同時に行うのは、結構難しいが、練習により習得できる。その次はボールペンである。机の上にボールペンを置き、クリップ（白衣やシャツに挟む部分）に糸を通す。そして結紮点が動かないように、迅速にしっかりと結紮する練習を繰り返す。これはかなり難しい。急ぐとボールペンが動くし、また、結紮がしっかりとできていないことが多い。しっかり結紮するのを迅速に、しかもボールペンを動かさないでできるようになるには、相当の訓練が必要である。ここで忍耐力が養える。そしてこれができるようになれば、大きな自信となる。たとえば直腸がんの開腹手術（今ではかなり少なくなったが）では、臍上から恥骨上までの約20～30㎝の開腹創から骨盤底の方に手を入れて手術を行うが、骨盤底は狭いので、両手を同時に入れることはできない。そのため、

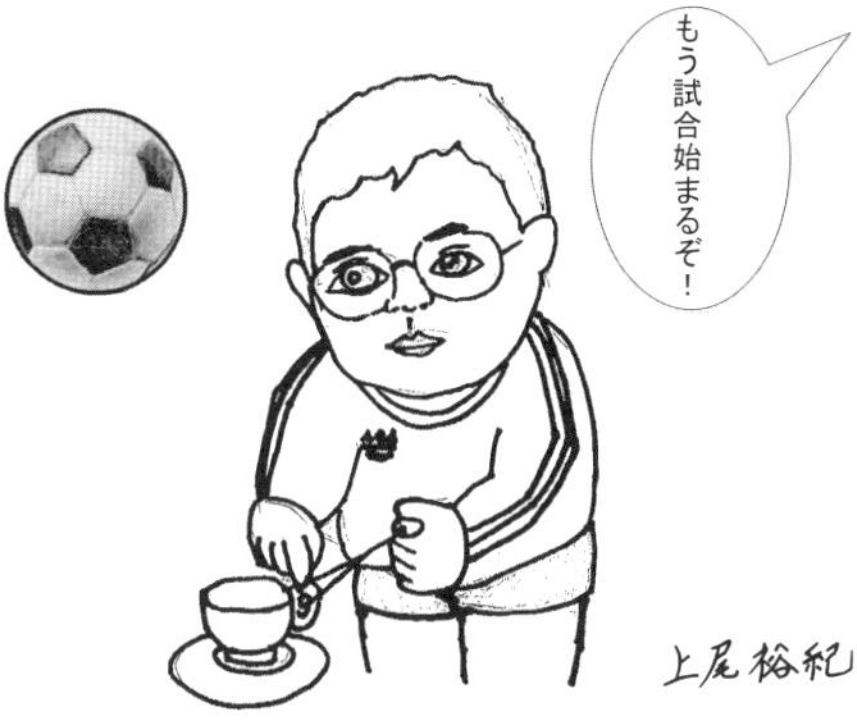

図2. 糸結びは練習を続けることが大切である。
(参考資料：マクロの社会学　P186)

奥深いところで動脈を結紮するには一方の手はお腹の外、一方の手がお腹の中という状態で行う。その場合でも結紮点を動かさないように留意しないと、動脈が引っ張られてちぎれることがあり、余計な出血を来す。そのため、狭い術野で早く正確な点において、しっかりと結紮する練習が必要である。そのために私は段ボール箱を利用していた。段ボール箱にガムテープを貼り、真ん中付近約20 ㎝を切り開いて片手が入るようにする。段ボール箱の中にはコーヒー皿と空のカップを置いておき、把手に糸をかけて結紮の練習をするのである。これが早く正確にできるようになれば、糸結びに関しては満点である。ここまで来ると、多くの人は相当な自信を持つようになる。そしてその影響は積極性にも及ぶように感じている。

(2)　救急蘇生法の習得

飛行機や新幹線で「お医者さんいませんか?」とのアナウンスに出くわすことがある。その際に、すぐに名乗り出るには勇気がいるが、学生にはまだ医師になっていなくても自ら手を挙げていく人になって欲しいと話している。それには救急処置をマスターして自信をつけておくことが必要で、それなしで手を挙げるのは暴挙である。以前は、飛行機の救急設備は甚だ心もとないものであった。私の経験では壊れかけた喉頭鏡とアンビュバッグが入っていただけで、十分な点滴セットなどもなかったため、とても驚いたことがある。最近はとても充実してきており、各種の注射や点滴、さらには薬品などの入ったドクターズキットや喉頭鏡、アンビュバッグ、吸引機、血圧計などが揃った蘇生用キットなどが用意されている。またAEDはほぼ常備されている。しかし、先ず大切なのは救急蘇生を自信をもって行えるように日頃から訓練しておくことである。これがしっかりできれば乗り切れる。意識と反応の有無の確認、呼吸の確認、心マッサージ、そしてAED使用が適切に行えるようにするには、やはり訓練が必要である。訓練を繰り返し行い、確固たる自信を得てこそ、名乗り出ることができる。たとえ学生であっても名乗り出ることができる人になって欲しいものだ。学生には5年生の間、グループの仲間で週1回は練習を続けるよ

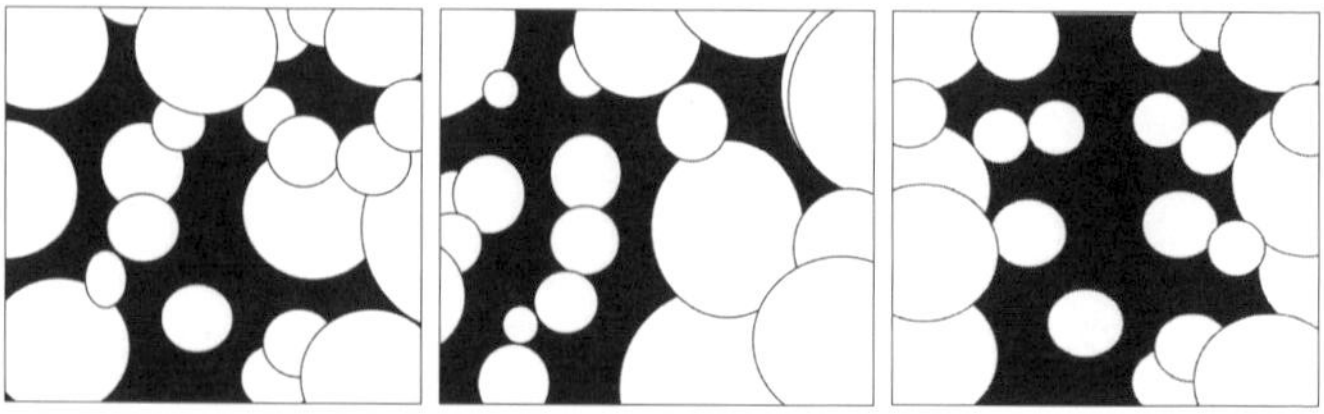

図3. ソーシャルディスタンスとともに大切なものとは……
（目を2m離してみて下さい）

上尾裕紀

うに話している。同時に自分自身の周囲の人（家族や後輩など）に指導することも大事と話している。指導する側になれば、違った視点に気づくこともあり、自分自身に還元できるからである。

(3) 将来の留学

最近はネットで瞬時に世界中の出来事を知ることができる。必要な情報を検索するのにかかる時間も情報量も、一昔前に比べると格段に向上している。近いうちには日本語を瞬時に英語に変換して伝えることも可能になるだろう。その様な状況下なので留学は不要という方もいるが、私は学生に留学を強く勧めたい。理由は二つある。一つは同じ時期に留学に来ている日本人と親しくなれることである。私が留学したのは30年も前であるが、留学先のハーバード大学には外科医だけではなく内科医、眼科医、麻酔医など他科の医師のほかに、種々の領域の研究者、弁護士、企業戦士、銀行家など多様な方がいた。日本にいると忙しさもあり医師の交流範囲は狭くなりがちであるが、留学先ではその範囲を格段に広げることができた。そしてその交流は現在まで続いており、今でも助けたり助けられたりを繰り返している。もう一つは同じ研究室で同じ釜の飯を食ったアメリカ人仲間の存在である（図3）。私が帰国後も米国の彼らと連絡を取り合っており、共同研究や論文の共同執筆のほかに、国際的研究を支援するための助成金獲得などに大きな力を発揮している。また、お互いの国の学会に呼んだり呼ばれたりもしている。このような仲間の存在は心の拠り所として、私の中で大きなウエイトを占めている。Priceless valueというやつだ。ただ、留学するためにはいろんなハードルがある。金銭面、英語力、臨床留学の場合は米国の医師試験など。英語力は筆記と読解は、多くの場合、マスターしている（医学部を卒業できる人は問題ない）。しかし、聴く、話すは別である。帰国子女を除くと、これは日々の練習しかない。毎日15分、YouTube、ラジオ、テレビなどを用いて聴く、話すの訓練を継続するのが良い。「継続は力なり」という言葉は、まさしく英会話練習に良く当てはまる。

学生は自分の子供より年下になった。本当に可愛いし、良い医師、研究者に育って欲しいと願っている。彼らの成長の手助けが少しだけでもできるのは、教育者冥利に尽きありがたい。

第2話

医学生に伝えたいこと(2)

謝恩会での行動

毎年3月になると医学部6年生の卒業謝恩会に招かれる。謝恩会は学生が指導してくれた先生方にお礼をする会と認識している。男子は新調したスーツ、女子は美しい着物かパーティー用ドレスで参加している者が多い。とても華やいでおり、招かれた私どもも、何か嬉しい気持ちになる。ところが会の途中で学生の謝恩会に対する認識不足のために、心配することがおこる。医学部長などの来賓の挨拶が終わった後で、乾杯があり、その後宴が始まる。多くの会はバイキング形式のため、学生は乾杯が終わるや否や、自分の食事の確保に走る。招かれた教授の方々は、隣の教授と話したり、挨拶に来た学生と話したりしており、食事を取りに行くチャンスがない。しかし、ちょっと待って欲しい！謝恩会とは本来、学生が教授にお礼を申し述べる会である。乾杯終了後は先ずは指導頂いた教授の先生方に食事を用意すべきであり、自分の分を確保して、真っ先に食べるとは如何なものか？　そのようなことが分からずに、社会に出て大丈夫かと心配になる。

私が学生の頃、医学部サッカー部の合宿を湯布院の青少年スポーツセンターで行った。その際に日本大学空手部も合宿に来ていた。彼らを見ていると医学部のサッカー部とは全く異なる体質を感じた。それは食堂での出来事である。1年生と2年生は先に食堂に来て、3年生と4年生の食事を準備する。その後、おもむろに3年生と4年生が来て、食事を始める。1年生と2年生は上級生の食事の世話を行い、彼らが終わるのを立って待っている。上級生の食事が終了すると、ようやく自分たちの食事を始める。風呂場でも先輩が先に入り、後輩は先輩の背中を流している。競技では平等であるが、普段の行いでは先輩・後輩の関係がしっかりと保たれている。いたく感激した覚えがある。翻って医学部サッカー部はどうか。学年に関係なく、皆で食事をし、皆で風呂に入る。これはこれで良いのだが、それをそのまま謝恩会の場に持ち込むのは、社会人としての心構えが欠けていると言われても仕方ないのではなかろうか。学生諸君、早く食べたい気持ちは分かるが、謝恩会はお世話になった先輩へのお礼の会である。その場では先輩への礼を尽くして、先ずは先輩の食事の用意をする気持ちを忘れないで欲しい。これは例の一つであるが、社会人として恥ずかしくない人になるためには、第三者から見られて恥ずかしくない行動をとるように自戒して欲しい。

患者さんに親身になることの難しさ

学生諸君は先輩医師から患者さんに対して親身になる事を、度々教えられていると思う。これは実に「言うは易し行うは難し」の典型である。学生の多くは家庭環境に大変に恵まれているであろう。小さい時から塾に行かせてもらっている人が少なくないようだが、世の中には経済的理由で塾に行きたくても行けない人がたくさんいる。患者さんの社会的環境は本当に様々である。資料がないので正確でないが、おそらくは医学部学生の家庭は、一般家庭よりは裕福であろうと推察される。経済的に恵まれた環境で育ってきた人が、そうではない環境で育った患者さんに対して親身になることは、予想以上に難しい。経済的に恵まれない環境を実体験していないからだ。医学部時代は学生仲間と交流し、医師になってからは医師同士で交流することが多いので、どうしても視野が狭くなる。その中でどうやって社会的に幅広い層にまたがる患者さんを、親身になって思いやることができるようになるか、常日頃から考えて訓練しておくことが大事だ。医師以外の人との交流は大事だし、実体験できないことは読書などで知識を得ることも大事だ。要は相手の社会環境を理解できる素養を身に付ける努力を怠らないことだ。病気のみでなく、背後の社会環境まで思いを巡らして診療することを日頃から訓練するようにして欲しい。何より家庭の背景も考慮しながら患者さんの訴えを十分に聞く姿勢が重要だ。これも言うは易く行うは難しだが。

平時と多忙時：多忙時こそ人柄が出る（図／次ページ）

人は落ち着いていて慌てる必要のない時には、優しくなれるし、周囲への気遣いもできる。ところが急患が来たり、思わぬ合併症を起こした患者さんを診たりして、余裕が無くなると、優しさを忘れ、また周囲への気遣いを失いやす

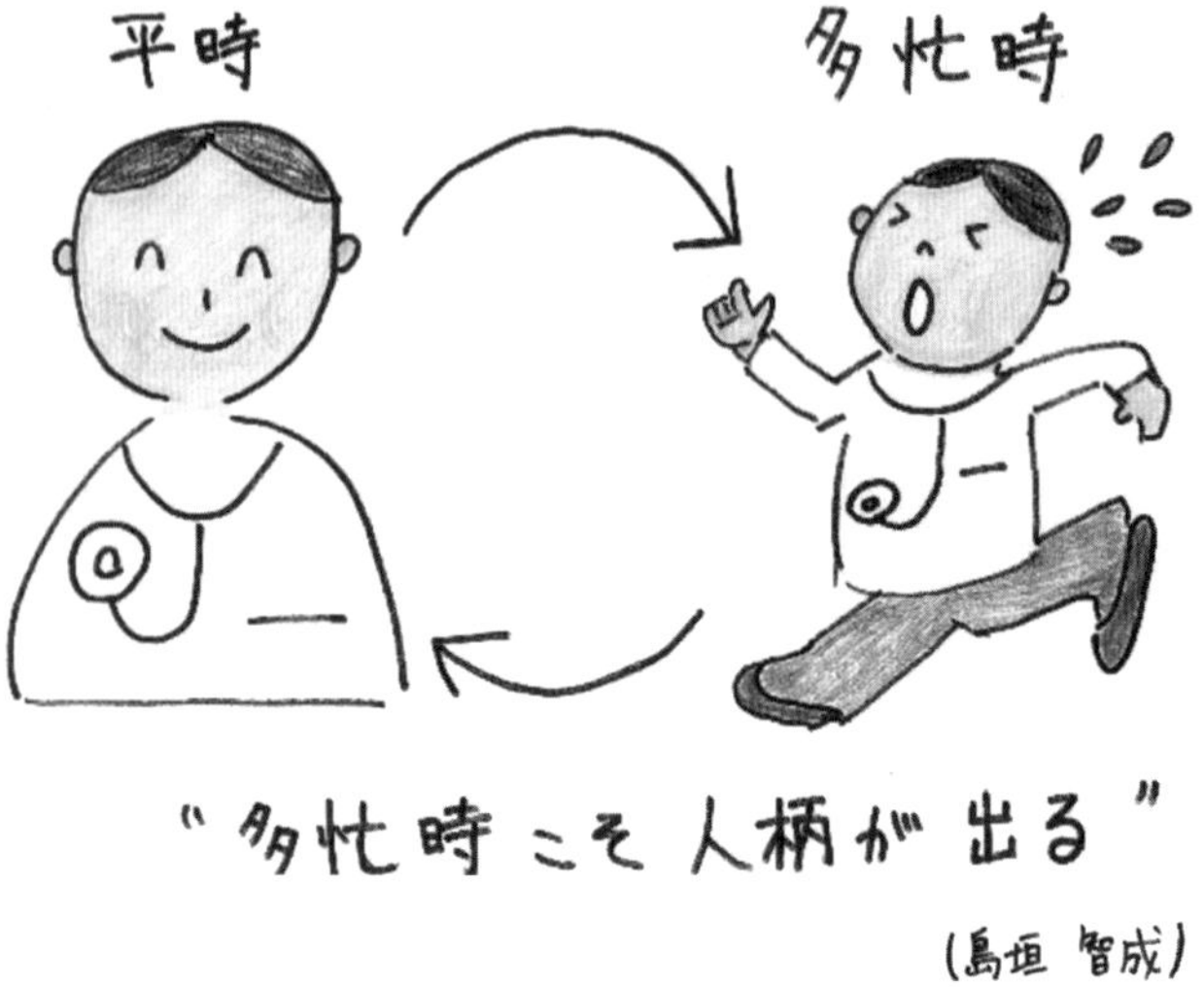

い。医療は医師以外に看護師、薬剤師、検査技師、事務員など、多様な職種のチームで行われるが、それでも中心は医師である。その医師が優しさと周囲への気遣いを失くしてしまうと、チームは混乱する。緊急時にも平常心を保てるように、これも日頃からの訓練が必要である。平時であっても緊急時を想定して心の準備をするように訓練することが大事だ。チームリーダーとして全体を見る把握力・統率力と、思いを共感できる共感力を、日頃から鍛えておくようにして欲しい。いろんな場合を

想定して準備することは、何事においても重要である。服装や身なりも忙しい時ほど、気を配るように願いたい。専門分野の技量を極め、優しさと共感力を発揮できれば、鬼に金棒であり、チームの牽引役として、これほど頼もしい人はいない。どこからも誰からも頼られる医師になって社会に貢献して欲しい。

研究心を忘れずに

医学の発展・進歩は目覚ましい。今の学生は、私が学生時代に習った内容よりはるかに膨大な内容を学ばなければならず、本当に大変と思う。卒業後は2年間の初期研修を経て、それぞれ自分が専門としたい領域（内科、外科、整形外科など）の専門医プログラムに入り、専門医を目指す。プログラムの多くは3年から5年に設定されているので、卒業後5～7年の間はほとんど臨床業務一辺倒である。専門医取得の目途がたった後に大学院に入学し、研究を行う者もいるが、私どもの時よりはるかに少ない。私たちの頃は初期研修期間がなく、いきなり専門領域に進んでいたし、また、専門医プログラムは無くて専門医カリキュラムだったので、時間的余裕があった（プログラムは決められた期間内にノルマを達成する必要があり、他方でカリキュラムは期間は関係なく、決められたノルマを達成しさえすれば良い）。そのため、専門医を目指しながら大学院に入学して研究する者が多かった。臨床の知識を蓄え技術を磨いて、それを患者さんに還元することは、素晴らしい事である。ただ、それだけでは現在の医療に満足するに留まり、現在よりも良い医療の開発には繋がらない。たとえ大学院で勉強せずとも、日常の臨床業務の中からも疑問点を見出し、それを解決するような方法を模索する探究心・研究心を持ち続けて欲しい。そうすることが日本と世界の医療を、今以上のレベルに引き上げる原動力になる。医療の進歩は誰かの努力ではなく、諸君ら一人一人の日頃の探求心・研究心によるところが大きい事を肝に銘じてほしい。

第3話

偉大な業績：病理標本の作製技術

私が学生時代は最初の2年間は教養学部で教養（?）を身に付けることになっていたため、医学部に入学したとの実感が乏しかった。2年間で教養が身に付いたとは思えなかったが、代わりに医学部以外の人を含め、多くの友人と知り合ったり、サッカーに集中できたりした。医学部に進学すると流石に医師という職業を実感するようになった。その思いが最初に感じられたのは、医学部3年時の解剖学の講義の時だった。ほぼ同時に生化学や生理学などの講義も始まったように思うが、こちらは本の上での勉強が主で、おそらくは医学部でなくても理学部や農学部出身で研究者を目指す人にも必要な学問であろう。他方で、解剖学や組織学、病理学は、人体そのものを肉眼や顕微鏡で観察するので、より医師・医学を実感できるように思う。当時は医学部の3年生で組織学を学び、4年生で病理学を学んだ（記憶が薄れており、正確でないかもしれない）。組織学の講義の際に、一番初めに各臓器の標本を顕微鏡で覗いた際に、その美しさに驚いた記憶がある。組織学は正常の臓器がどのような構造を持っているか学ぶ学問だ。他方で、病理学は病気になった臓器が、どのように正常と異なっているか学ぶ学問である。正常であっても病気になっていても、顕微鏡で観ることができる世界は、美しさに溢れているように感じた。この感動は学生時代、ずっと持ち続けており、そのために一時は病理学を終生の仕事にしようと考えていた（結局は外科医になったが、大学院では希望により病理学を学ばせてもらった）。

さて、医学生による臓器の観察は、先ずは自分の眼でしっかりと観て記録する（いわゆるマクロの観察）ことが大切だ。現在行われているような病理解剖が始まったのは18世紀中頃で、19世紀に入りオーストリアのロキタンスキーとドイツのウイルヒョウによって系統的な病理解剖学が確立された。当時の病理解剖記録を見ると、大変に詳細な図とその説明文で埋め尽くされており感嘆する。他方で、当時は顕微鏡が発展し始めた頃で、そのために、それまで肉眼で観察されていた臓器を、顕微鏡でも観察するようになっていったのは必然であろう。ただ、臓器を顕微鏡で観察することができるようにするには、数々の工夫が必要であった事は想像に難くない。手術で取り出した臓器の病変を顕微鏡で調べるまでの工程を簡潔に記すと次のようになる。

臓器摘出→臓器の切り出し→切り出した標本のホルマリンによる固定→脱水→パラフィンによる包埋《ほうまい》→ミクロトームを用いた薄切→染色→封入→顕微鏡による観察（図）

そもそもこの一連の工程は、どのようにして完成したのであろうか、最初は誰が考え出したのであろうか、強い興味をそそられたので調べてみた。

先ず最初の疑問は、顕微鏡はどのようにして医学に応用されだしたのであろうかということである。最初の顕微鏡は今から400年以上前の1590年、オランダの眼鏡製造者のヤンセン親子が作った。他方で同じく眼鏡製造者であるリッペルスハイ（望遠鏡を最初に作ったらしい）が最初に作ったとする説もあるが、ただ残念ながら彼らがこれを使って何か医学的に意味のある観察をしたという記録はないようだ。次いでレーウェンフック（1632〜1723）が発明した顕

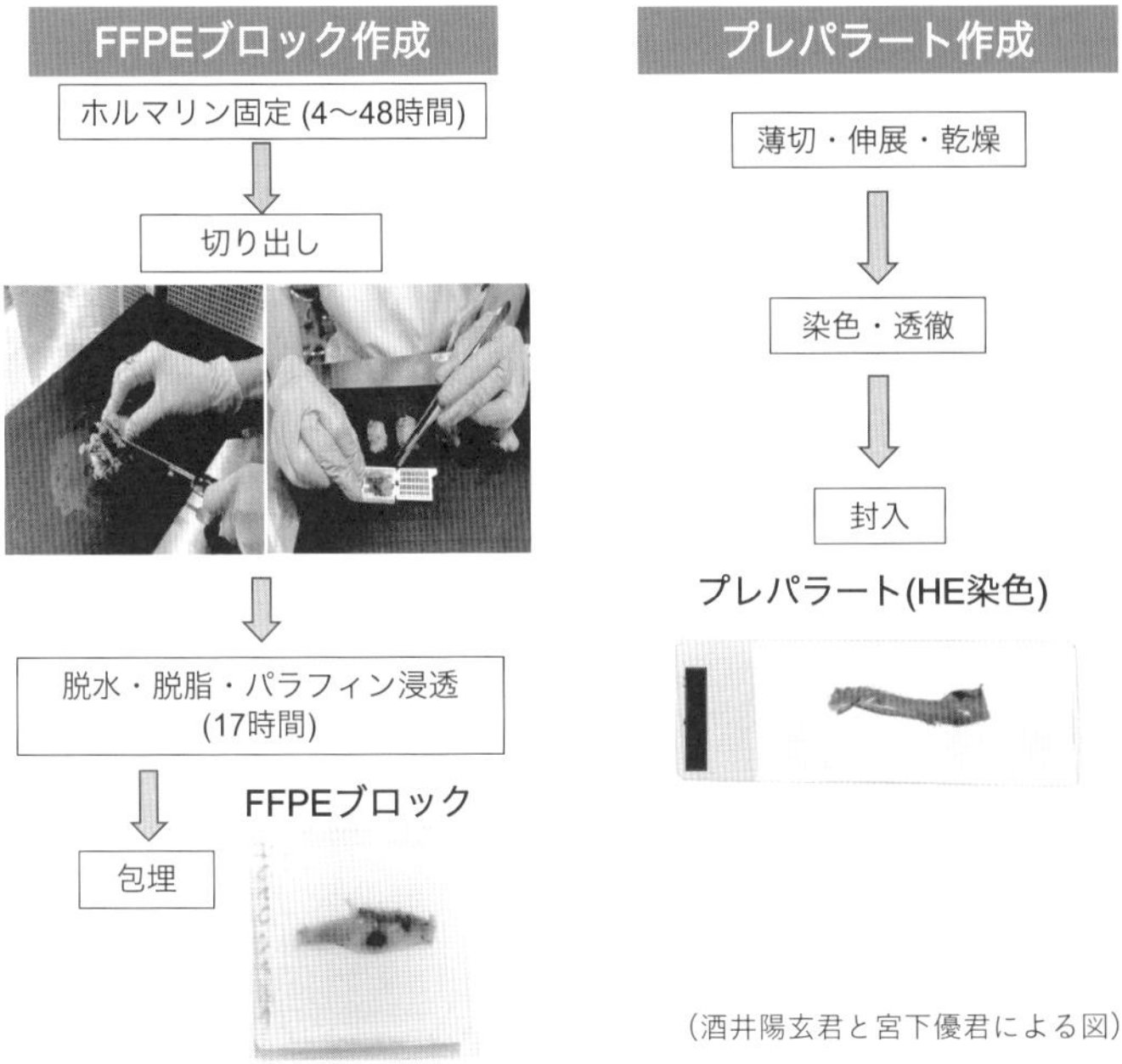

（酒井陽玄君と宮下優君による図）

微鏡が次々と改良され普及した。これにより毛細血管、赤血球、骨格筋の横紋などが観察され、精子（１６７７年）、卵胞（１６８８年）が確認されるようになった。しかし、ここまでは単レンズの顕微鏡であったため、精度は限られていた。顕微鏡の進歩が急速になったのは、１８２０年代以降であるが、それは消毒で有名なリスター（外科医）の父のジョゼフ・リスターが、対物レンズを有する現代式の複合顕微鏡を開発したことによる。その後も接眼レンズや対物レンズの改良が多くの人によって加えられ、ついにはドイツのミューラー（1801〜1858）により顕微鏡を用いた組織学の礎が築かれるまでになった。

顕微鏡が登場して間もない頃は、プレパラート（標本を顕微鏡で観察できる状態にしたもの）は単に針の先に試料を取り付けたものや、薄い試料をガラスの上に置いたものが普通であったので、もちろんのことながら、十分な観察には至らなかった。光学顕微鏡で標本を観察するためには、光が透過するくらい臓器・組織を薄くスライスする必要があるので、そうなるまでにはさらに多くの工夫が必要であった。そもそも臓器（組織）は水分が多く、柔らかく壊れやすい。それを顕微鏡で観察するために薄く切るのは、極めて難しいことが容易に想像できる。そこで水分を抜いて、代わりに硬い物質（たとえばパラフィンというロウのようなもの）に置き換えることができれば、細胞を壊すことなく薄く切ることができるのであるが、それを最初に考えた人々（下記のクレプスとブルーム親子）は天才だ（凄い！）。

取り出した臓器の中から、顕微鏡で観察したい部分を先ずはカミソリ（カッター）で切り出し、その後に行うのが固定である。固定とは、標本が腐らないように化学処理を行って保護することである。固定により全ての細胞の生化学反応が停止し、自然の状態に近いまま維持できるようになる。主にホルマリンが使用されるが、これは１８９３年にドイツのフランクフルトの内科医Ｆ・ブルームとその父であるＪ・ブルーム、およびヘルマンにより報告された。Ｆ・ブルームが、消毒薬としてホルマリンを使ってみたところ、自分の指が固定されてしまったことから、臓器保存に使用されるようになったらしい（Blum F. Der Formaldehyd als Härtungsmittel. Z Wiss. Mikrosc 1893）。ホルマリンそのものはロシアの化学者バトレロフによって、１８５９年に発見された。ホルマリンは生体分子間に共有結合をつくる架橋固定により、可溶性のタンパク質などを細胞骨格や生体膜などに固定し、腐敗を防ぎ機械的強度を高める。

固定により臓器保存が進んだ結果、病理検索は次のステップに入った。すなわち新鮮組織を手で薄く切り、染色無しで顕微鏡観察を行っていた時代から、臓器・組織を適当な液（ホルマリンなど）に浸して固定させ、硬い物質中に包埋し、機械を用いて薄切し、各種の染色を組み合わせて観察するように進化していくこととなった。ホルマリン固定した標本は水分を多く含んでいるため、機械で薄く切るためには、水分を抜いて硬くする必要がある。そこで前述したように、標本中の水分をパラフィンに置き換え硬くする。このパラフィン包埋法はジフテリア菌を発見したクレプスにより１８６９年に報告された。パラフィン包埋することで細胞を破壊することなく薄く切ることができる。ただ、パラフィンは疎水性なので、いきなり臓器をパラフィンにつけても細胞にはなじまない。そのために、まずは薄いアルコールから濃いアルコールに順次浸していくことで、アルコールによって細胞の水分を徐々に抜いていく。アルコール自体もパラフィンには馴染まないので、アルコールにもパラフィンにも親和性がある中間剤として、キシレンのような有機溶剤を途中ではさむ。その結果、パラフィンに置き換える工程の一例として、70％エタノール→80％エタノール→90％エタノール→99％エタノール→99％エタノール→99％エタノール→キシレン→キシレン→キシレン→パラフィン→パラフィン→パラフィンの順のように、一晩かけて臓器をパラフィンで固めていく。この工程をパラフィン包埋《ほうまい》と呼ぶ。

次はいよいよ標本を顕微鏡で観察するために、薄く切る工程となる。薄切する標本を機械的に保持・固定し、ナイフにより薄切していく機械式ミクロトームを1870年にヒス（心臓の心房と心室の間にある心筋線維束（ヒス束）の発見者）が開発した。さらに1881年にはドイツの病理学者トーマとハイデルベルグの技師ユングが、現代型のミクロトーム制作に成功し、ここに薄切切片作成法がほぼ完成した。最近では数μm程度の厚さに切られた標本が日常的に使用されている。

その次は染色だ。色のない臓器を顕微鏡で観察しやすいように、プレパラートの中の組織を色鮮やかに映し出す染色法は、一体だれがどのようにして考えたのだろうか。最初は１８４７年、ドイツのマインツのゲルラッハが、カルミンが細胞の核に選択的に吸着することを発見し、核染色液として用いるようになった。１８６５年にはベルツブルグのベーマーがヘマトキシリンを初めて用いた。そしてエオジンは、１８７１年に見いだされたフルオレセインを臭素化してできる赤い蛍光色素で合成染料として開発された。その7年後の１８７８年にはBuschにより世界で初めてヘマトキシリン・エオジン染色が報告された(H. Busch: Uber die Dappelfarbung des Ossificationsrandes mit Eosin and Hematoxylin: Arch. Physiol., 594, 1878)。おそらくは薄く切った標本をいろんな染料で染めて観察を繰り返すことで、染色法は着実に進歩したのであろう。

ヒトの組織切片の染色に用いる色素には、藍染めに代表されるような自然染料と、19世紀に合成が進んだ合成染料がある。ヘマトキシリンはメキシコやアメリカ大陸に生息するマメ科の木（ヘマトキシロン）から抽出して得られる自然染料の色素で、それ自体は無色の結晶で水に溶けにくく、熱湯やアルコールに溶けやすい。酸化するとヘマテインと呼ばれる染色液になり、正に荷電するため、負に荷電しているDNAやリボソームが染色されることになり、核が青藍色に染まる。他方でエオジン（Eosin）は前記したように合成染料で、負に荷電している。そのため、正電荷をもつ細胞質、間質、各種線維、赤血球、角化細胞などが赤~濃赤色に染色される。ヘマトキシリン・エオジン染色は、その後、幾多の改良が試みられ今日に至っている。このヘマトキシリン・エオジン染色から得られる情報は極めて多く、現在でも組織や病理の検索法の王道中の王道である。

臓器を標本にして顕微鏡で観たいという医学者の心意気が、顕微鏡の進歩、標本作製技術の進歩、染色法の改善など、複数の極めて重要なステップを一つずつ克服することで結実していることに、心からの敬意を表したい。この一つずつの過程の進歩は、どれもがノーベル賞に値するレベルの発見・発明と思う。現在、われわれが当たり前にしていることの裏には、先人の弛まぬ努力と、並大抵でない好奇心が潜んでいる。

本稿はエズモンド・ロング著（難波紘二訳）の「病理学の歴史」（西村書店）や、国立遺伝学研究所のブログをはじめ多くの関連ブログ、そして幾多の関連文献を参考にした。また、九州大学病理学教室大学院生の酒井陽玄君、宮下優君の協力に感謝する。図は両君が作成した。

第4話

がんの形態が転移先を決める？

人は身長、体重、見かけなどで、一人一人異なる。同様に、がんの病巣も患者さんごとに姿形が違う。われわれは手術の前に、患者さんに手術の進め方などを話すが、その際に病巣の姿形を事細かに説明する時間はない。そのために、がんの病巣を一言で言い表す共通の言葉が必要となる。

私たち外科医や病理医はがんの形態を肉眼と顕微鏡の両方で観察する。そして肉眼で観たものは肉眼型、顕微鏡で観たものは組織型として表現・記載する。肉眼型と組織型は、医療者にとっては共通言語となるので、それにより医療者は病巣を具体的にイメージでき、情報を共有できる。たとえば、「この患者さんの胃がんは肉眼型が2型で、組織型は分化型です」と言えば、おおよそ、どのようになっているか、その病巣がイメージできる。

胃の進行がんを例にとると、肉眼的には、がんの広がりが限局しているか否か、がんが隆起しているか否か、そしてがんに潰瘍があるか否かで幾つかの肉

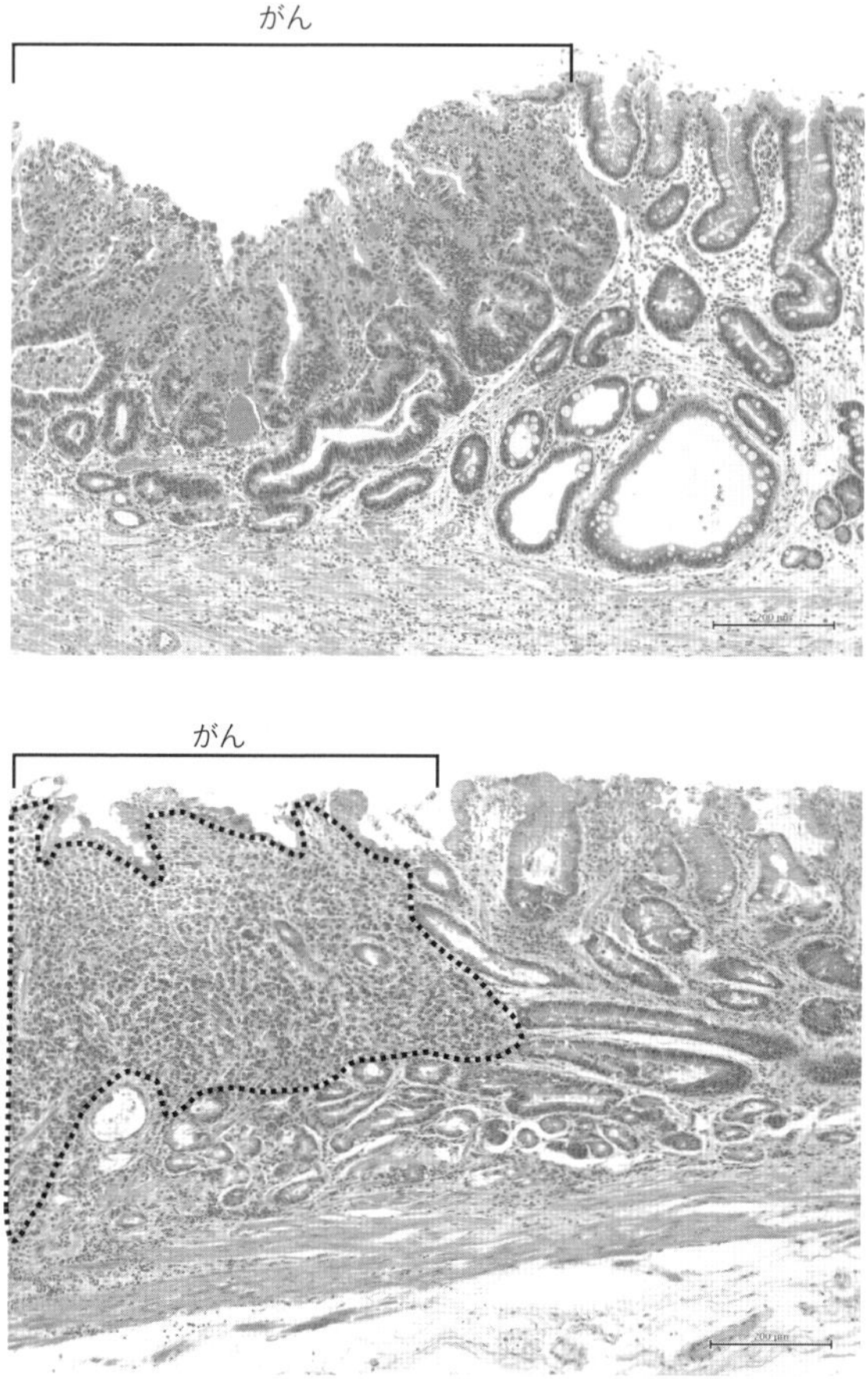

胃がん：分化型(上図) と 未分化型(下図)

- 分化型(上図)では腺腔構造を形成している。
- 未分化型(下図)ではがん細胞(点線内)がバラバラに存在している。

(酒井陽玄君と宮下優君より提供)

眼型に分けられる。顕微鏡で観察した場合には、組織像から幾つかの組織型に分類できるが、その中で最も単純な分類は分化型と未分化型に分ける方法である（図）。胃がんができる胃の粘膜上皮は胃の内腔に面する部分は絨毛状で、その奥の部分は腺組織となって管状になっている。がんになった場合、これらの正常に近い形態を維持しているか否かで、維持している場合は分化型、いない場合は未分化型と分類している。あくまでも形の上での分類であり、機能を見ている訳ではない。すなわち未分化型のがん細胞でも、機能的には分化しているがん細胞もあるという事であり、逆もまた真ということがある。分化型は管状の構造（腺腔構造と言う）がより発達している型（高分化型）と中程度に発達している型（中分化型）に分けられる。未分化型は腺腔構造を持たないもので、がん細胞がバラバラにあるタイプや、逆にがん細胞同士が隙間なくくっついて塊を作るタイプに分けられる。

このような分類が意味を成すのは、共通言語として理解できるのと同時に、胃がんの場合は、その分類が転移形式に関連するからである。肉眼的に限局型（病巣の広がりの範囲が明確に分かるもの）は、組織型では分化型が多く、リンパ節と肝臓に転移を来しやすい。他方で、浸潤型（病巣がどこまで広がっているか、明確には分かりづらいもの）は、組織型では未分化型が多く、リンパ節と腹膜転移を来しやすい。すなわちリンパ節転移は型に関係なくおこるが、肝臓転移は限局型の分化型がんに多く、腹膜転移（腹膜播種とも呼ぶ）は浸潤型の未分化型がんに多い特徴を有する。そしてその関係がかなり強いことに驚かされる。

がんの形態（肉眼型、組織型）と転移形式の関係の重要性を認識したのは、大学院時代の私自身の研究からである。私の医学博士論文は「胃がんの腺扁平上皮がん」という特殊ながんについて調べたものである（Cancer 1986）。胃がんのほとんどは腺がんであるが、稀に食道にできる扁平上皮がんが見られることもある（Am J Gastroenterol 1986）。そして腺がんと扁平上皮がんの両方が、同じ胃がんの中に混在してあるものがあり、それを腺扁平上皮がんと呼んでいる。胃にできる扁平上皮がんや腺扁平上皮がんは、大変に少ないため、これらのがんがどのような特徴を持っているか、不明であった。そのため、全国の施設に協力をお願いして、より多くの腺扁平上皮がんを集めて解析することにした。その結果、28例もの多くの症例を収集できた。そこで分かったことは、腺扁平上皮がんは、基本的には腺がんと同様の特徴を持つという事であった。それは転移形式を見ると明らかであった。すなわち腺扁平上皮がんの腺がん部分が分化型のものは、肝臓とリンパ節に転移しているが腹膜転移はなく、他方で未分化型のものは、腹膜とリンパ節には転移しているが肝臓転移はなかった。また、別の研究で、胃がんで亡くなった方を剖検して、組織型と転移形式の関係を調べた。その結果、リンパ節転移は分化型がんでも未分化型がんでもみられるが、肝臓転移は分化型に、腹膜転移は未分化型にという特徴が、あらためて確認できた。さらに興味深かったのは、例外的な症例を調べた事から得られた知見である。分化型とされた中に腹膜転移を来している症例があり、それを調べるとがんの先進部である胃壁の一番外側では、未分化型のがん細胞になっていた。胃がんは分化型と分類されても、そのすべてのがん細胞が分化型を呈している訳ではなく、部分的には未分化型のところもある。逆も真である。分化型、未分化型という分類は、あくまでもそのがんの中で主流を占めている型で分けているだけである。ほぼすべてのがん細胞が分化型か未分化型のどちらかだけで構成されているがんもあるが、進行した場合、多くのがんは両方の組織型を混在することの方が多くなる。そのため、進行するとリンパ節転移、肝臓転移、腹膜転移のすべてが出そろう症例が増えてくる。

なぜがんの形態と転移形式には深いつながりがあるのだろうか。その理由を解き明かす研究は多く成されているが、未だ明確になったとは言えない。私の友人で名古屋大学教授の小寺泰弘先生のグループや、大阪市立大学の大平雅一教授のグループが素晴らしい成果を挙げており、全貌が見えるのは、もう直ぐという感じもする。たとえば小寺先生のグループは腹膜転移に強く関係するsynaptotagmin 8という遺伝子を見つけたが、これを発現するがん細胞は未分化型がんに多いので、組織型と転移形式が結びつく。他方で、分化型がんには血管を誘導する遺伝子を多く発現する細胞があり、そのためにがん細胞が血管内に入り込み、肝臓転移が起こりやすくなっているとの研究成果もある。人体の細胞は必要に応じてケモカインと呼ばれる因子（炎症部で大量に産生され、血管内の白血球を血管内から炎症部へ誘導する因子）を出している。がん細胞は、CXCL12と呼ばれるケモカインの受容体であるCXCR4と呼ばれる因子を発現している。肝臓やリンパ節はCXCL12が豊富であるため、それに誘導されるようにCXCR4を持つがん細胞はこれらの組織や臓器に定着して転移巣を形成するという考えである。その結果、分化型がんはリンパ節に加え肝臓への転移が促進されるとも考えられる。

以上のがん細胞の形態と、転移し易い臓器の関係は、極めて興味深い。がん細胞がバラバラになるように仕向ける遺伝子と、腹膜に転移し易いように仕向ける遺伝子は、きっと仲間意識を持っているに違いない。同様に腺腔を作る遺伝子と肝臓に転移し易いように仕向ける遺伝子は、共通する何かを持っているに違いない。あるいは、それぞれのさらに上流に共通する遺伝子があり、それによって形態と転移の両方の遺伝子がスイッチオンになったり、オフになったりして、結果的に両者のつながりができるのかもしれない。最近のゲノム解析技術は、遺伝子間の連携を瞬時に表示できるようになっているが、それはこれまで蓄積された知見を基盤としている。一つずつの遺伝子の役割をさらに明らかにしていくことで、その精度は高まっていくと期待できる。

医学的に病巣を形態で分類するのは、病態をより良く知るために有効な手段である。ここでは形態と転移形式との関連について記したが、形態は抗がん剤への効き目や、がんの進行の速さなどにも関係するとする研究成果もあり、形態をしっかりと把握する事は、臨床的には大変に重要と思う。「人は見かけによらない」とも言われるが、多くの場合「がんは見かけによる」のである。

第5話

発生学は面白い：ヒトの左右軸決定

体の内臓が左右逆の位置にある人がいる。たとえば「盲腸」と一般によく言われる「虫垂炎」を起こす虫垂は、通常は右下腹にあるが、これらの人では左下腹にある。従って、これらの人が虫垂炎になると、左下腹に痛みが来ると想像できるが、そうではない。通常の人と同様に、やはり右下腹に来るのである。虫垂は左下腹にあるが、痛みが右下腹にあるので、手術が必要な場合、右側を開けるか、左側を開けるか悩む可能性がある。慶應義塾大学名誉教授の川田志明先生によると、発生学では（内胚葉性の）内臓器は逆位となっても（外胚葉性の）神経系は反転することはなく、内臓疾患でみられる関連痛などはそのままで、左側の虫垂炎による関連痛も腹壁では右側に認められるらしい。すなわち、痛みの場所より、本来、虫垂がある場所（すなわち右下腹部）で開腹して手術をすることが正しい（ただ、最近はお臍から単孔式腹腔鏡手術が行われることも多いので、その場合は左右に惑わされることはないが）。

私自身、内臓の左右が逆になっている患者さん2名の手術を担当したことがある。一人は胃がんでもう一人は大腸がんであった（手術はやりにくかった）。このような内臓の左右が逆になる内臓逆位症はカルタゲナー症候群という病気でしばしば見られる。これは、先天性の異常（常染色体劣性遺伝）で気管支拡張症・慢性副鼻腔炎・内臓逆位症の３つの症状を伴い、１万５、０００人～４万人に１人の割合で発症する症候群である。鼻から肺にかけての気道には繊毛があり、これが気道の遠位側から近位側へ動くことで、異物、細菌、ウイルスなどの肺への侵入を防御している。カルタゲナー症候群では、繊毛が正常に働かないためにしばしば気管支拡張症や慢性副鼻腔炎が起こる。しかし、３つ目の症状である内臓が左右逆になるのはどうしてだろうか？　実は、この繊毛は受精後３週間ほど経ったころ（まだ体の各臓器が作り出されるより前）に、原始結節の小さな窪み（ノードと呼ばれる）で将来の内臓器の左右の位置を決める大変重要な役割を担う。繊毛を構成する蛋白は約２５０種類といわれ、そのいずれの異常でも機能異常を呈する可能性がある。繊毛の機能異常により内臓逆位が起こり得るのである。そこで今回は、発生初期における内臓の左右の位置を決める仕組みについて、九州大学の目《め》野《の》主税《ちから》先生（臓器の位置決定を研究している非常に真面目で卓越した教授）の力を借りて調べてみた。そこには緻密で奇跡的とも思える仕組みがある事が分かったので、紹介したい。

そもそもヒトの体が作られていく過程は神秘的だ。たった1個の精子と卵子から60兆個とも言われる細胞が生まれ、それらが分化して各臓器を構成し、全体としては極めて良くまとまっている。受精卵からヒトの発生を考える上で、3つの軸が大事となる。それは前後（頭尾）軸、背腹軸、左右軸であり、この順に軸が決定されていく。左右軸は最後に決定されるが、ヒトでは妊娠23日頃（マウスではより正確に7・5日胚と分かっている）になる。ヒトの外見はほぼ左右対称であるが、内臓器は中心線からずれていることが多い。たとえば心臓や胃はやや左側、肝臓は右側にある。何故だろうか。私が学生時代にはその詳細なメカニズムについては教えてもらっていない（単に勉強していないだけかも）。

精子と卵子が受精してできる受精卵は、細胞分裂を繰り返しながら、5日目には胚盤胞と呼ばれるものになり子宮に着床する。その後は胎芽（胎齢8週未満）、さらに胎児（胎齢8週以降）と発育を続ける。胎芽の時の妊娠23日頃に左右を決定づけるメカニズムが働く。左右軸決定のメカニズムの研究は主にマウスを用いて行われている。それによると、受精後7・5日目に胎盤から最も遠い原始結節の腹側に幅60μm深さ20μmの小さな窪み（ノード）が現れる。そこには約200個の細胞があり、それぞれの細胞に1本の繊毛が生えていて、これらが時計回りに高速回転する。繊毛の付け根に存在する基底小体は、当初は細胞の中央に位置しているが、発生の進行と共に徐々に尾側に移動し、それに伴って繊毛の回転軸も尾側に傾いていく。このため、個々に小さな渦を作っていただけの繊毛の時計回りの回転が、ノード全体として右から左へ向かう大きな一方向の流れ（ノード流と呼ぶ）を生み出すようになる。そしてこの流れをノード周縁領域が感知すると、左右軸形成に関与する遺伝子の発現量に左右差が生じるようになる。続いてノードの近傍にある左側の側板中胚葉と呼ばれる部分では

Nodal, Lefty, Pitx2と呼ばれる3つの遺伝子の発現のスイッチが入ることにより体の左右軸が決定される（図）。Pitx2は遺伝子の転写を制御する蛋白質（転写因子）である。ノードは12時間で消失するが、その短い時間で臓器の位置が決定されるのは驚き以外の何物でもない。ノード流を作る繊毛に異常を示すカルタゲナー症候群では、繊毛が動かないために左右軸の決定が阻害される。

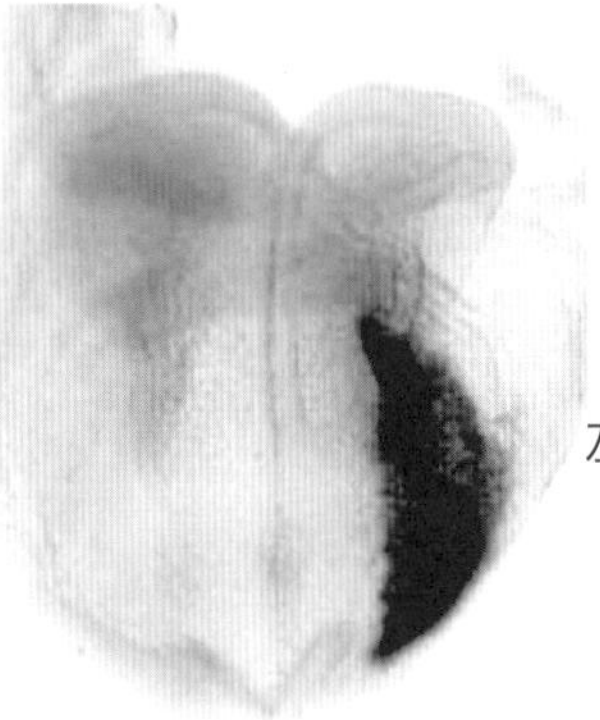

受精後8日目のマウス胚
（前方から見た写真）

青色は左側側板中胚葉でのNodal発現を検出している

（目野主税教授供与）（協力：古賀直道君）

時計回りのノード流で左右軸が決定されるメカニズムをもう少し記す。Nodal と Lefty はアクセル役とブレーキ役を担っており、左側を決定するのが Nodal で、そのはたらきを阻害するのが Lefty である。12時間しか存在しないノードの中で、回転する水流の物理的刺激により5～6時間だけ一気に発現を活性化してすぐに消失する Nodal と Lefty の絶妙な発現の組み合わせは素晴らしいの一言。実験的にノード流を逆転させると生体の右左を逆にすることもできるらしい（凄い！）。Nodal と Lefty の発現はほんのわずかの時間で一時的だが、Pitx2 は非対称な発現を続け、器官の形づくりにも重要な働きをする。Nodal は Pitx2 を介して左側側板中胚葉に左側の性質を付与する。例えば心耳形態や肺分葉は Pitx2 が決めており、Pitx2 が発現しないと左心耳が右心耳形態となり、左肺が右肺と同じ形態になる。

以上の仕組みを理解したうえで、器官（臓器）形成を眺めてみる。たとえば臓器として最初にできる心臓の形成過程。マウスでは受精後8日目に心臓の原基になる細胞が左右から寄ってきてチューブ状になり、S字状に曲がって拍動を始める。この頃は1本の管がS字状態になっているだけである。その後にさらに複雑なくねりを示して、最終的に4つの部屋が形成される。1本の管がS字状の管になるのもNodalが決定しており、Pitx2はルーピング（くねる事）には関与していないが心臓発生に必要であり、Pitx2が消失すると複雑な心奇形が発生する。次に消化器。左右の側板中胚葉は消化管の平滑筋や漿膜になる（内腔の上皮は内胚葉由来）。左側側板中胚葉で初期にNodalによって誘導されたPitx2が、その後持続的に発現することによって、これらの腸の回転が制御される。消化管は初め正中に形成される。胃になる領域は背側が左側に位置するように回転する。脾臓は胃の背側腸間膜に形成されるので、結果として脾臓も左側に位置するようになる。肝臓は胃の回転と連動して、右側にシフトする。大腸の走行は、正中にあった消化管の原基が腹側から見て反時計回りに回転することによって決まる。

今回は左右軸の決定プロセスを勉強したが、一つ疑問が解決すれば、新たな疑問が生まれる。わずかな時間しか出現しないノードがどのような仕組みで誘発され、完成され、そして消えていくのか、繊毛の回転運動はなぜ右回りと決められているのかなど、是非知りたいものだ。発生学は本当に奥深い。今回記した発生学上の研究成果の多くは日本人により成されている。特に東大の廣川信隆先生のグループや、大阪大学／理化学研究所の濱田博司先生のグループ（目野先生は濱田先生のお弟子さんです）が大活躍しており、日本の基礎医学の底力を垣間見られて嬉しい。本稿を書くにあたり、最大限の支援を頂いた目野主税教授に感謝申し上げる。また、多くの論文を参考にしたが、中でも濱田博司先生のチームのDevelopmental Cell（2017）、Science（2012）などの論文は素晴らしい内容で深い感銘を覚えた。

第6話

腸内細菌と便移植

2015年2月にNHKスペシャル「腸内フローラ　解明！　驚異の細菌パワー」で便移植（糞便微生物移植）が取り上げられた。「便移植」という、(?)と思う言葉が一般の方にも広く知られるようになったのではないだろうか。

ヒトの腸管内には便1g当たり10の12乗個という、とんでもない数の細菌が常在している。それらは約500種類の多様な細菌群から構成されている。上記の腸内フローラとは腸内細菌叢のことである。正常な細菌叢がいったん乱れると、正常化するのに数日から数週間を要する。腸内細菌は腸管の中に存在し、有用な物質を産生し、免疫機構などに関わる。ストレスや食生活の乱れ、睡眠不足、抗生物質の多用などで腸内細菌のバランスが崩れると、腸の病気やアレルギー疾患、肥満、精神疾患につながることが分かってきた。そこで健康な人の腸内細菌を含む便を、患者の腸に入れることで、腸内細菌叢のバランスを回復させようというのが便移植（糞便微生物移植）である。普通は口から入れるのではなく、肛門から入れるので、ご安心を。

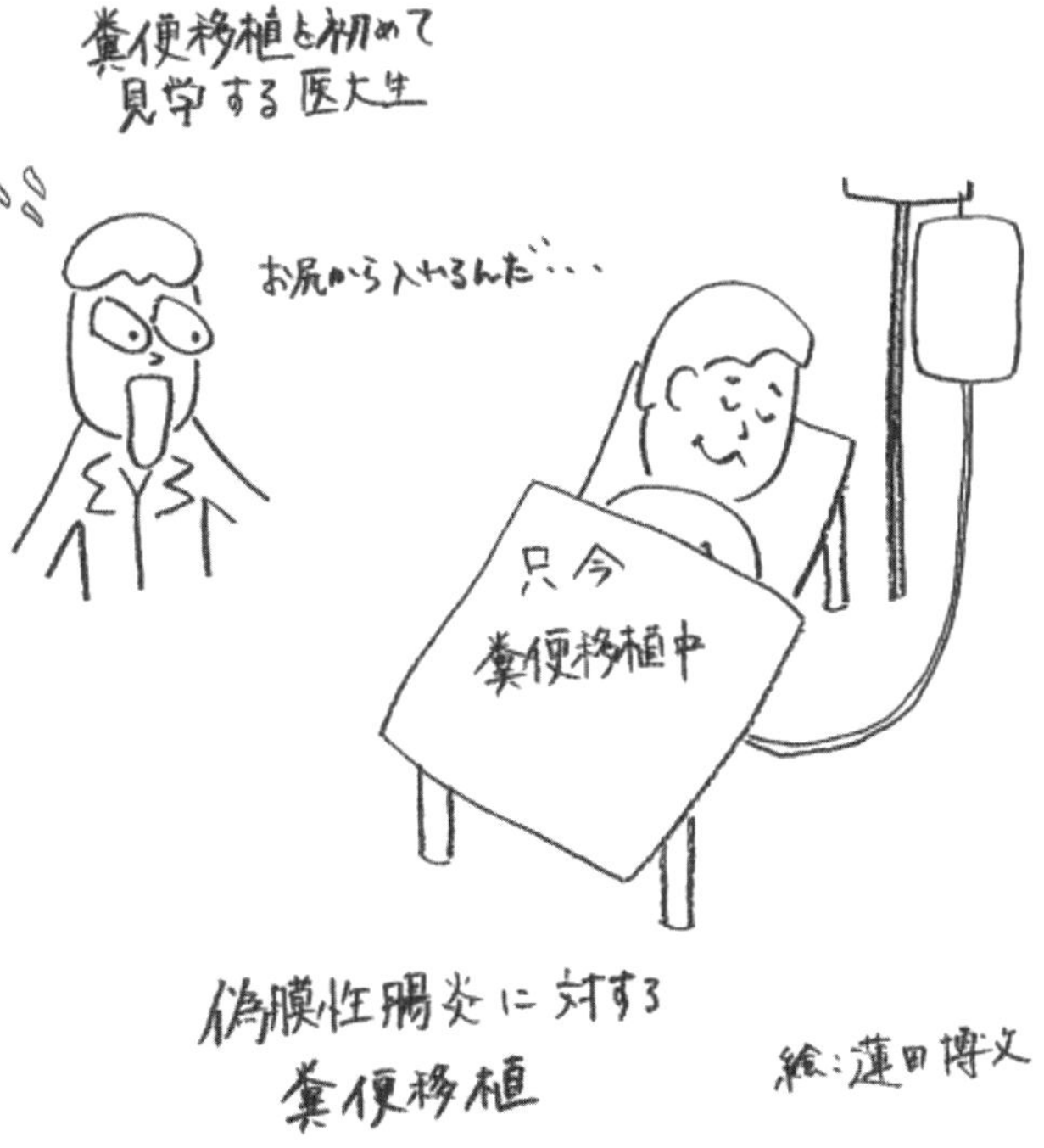
糞便移植を初めて見学する医大生
お尻から入れるんだ・・・
只今
糞便移植中
偽膜性腸炎に対する糞便移植
絵：蓮田博文

さて、私が最初に便移植を知ったのは、今から約40年前に自分が副主治医として受け持った食道がんの患者さんが、手術後に偽膜性腸炎になった時のことである。偽膜性腸炎は手術後の抵抗力が落ちている時や、免疫抑制剤を使用している時に複数の抗生物質を長期間使用すると起こる。偽膜性腸炎になると大腸粘膜がただれた状態になり、下痢、粘性のある便、吐き気、発熱などをおこし、ひどい時には腸に穴が空き、敗血症や髄膜炎などの重い合併症を併発して死に至る場合もある。抗生物質の使い過ぎにより、腸内の細菌叢が大きく乱れて起こると理解されている。しかし、40年前は新しい抗生物質が次々と発売され、臨床に応用されていた頃で、使用に関して現在のような厳密な管理はされていなかったので、たまに偽膜性腸炎の患者さんに遭遇することがあった。当時は基本的には抗生物質投与を中止し、中心静脈栄養で管理して、あとは神頼みをすることを原則としていた。私は図書館に行って他に治療法がないか調べた。すると偽膜性腸炎の患者さんに対して、健康な人の便を溶かして肛門から注入する方法を報告した論文を見つけ、とっても驚くと同時に、こんなことをして患者さんは大丈夫だろうか、との思いにとらわれた。また、人間の考える事には際限がないとも思った。因みにその論文のタイトルは「Fecal enema as an adjunct in the treatment of pseudomembranous enterocolitis」でアメリカのグループがSrugery誌（44巻5号854-859ページ）に1958年に報告したものだ。論文には「4例の患者さんの臨床経過を示しながら、抗生物質で腸内細菌がやられてしまって、正常の状態ではないのであれば、健康な人の便の中に含まれる正常な腸内細菌を直接大腸に届ければ、治る可能性がある」と記載されていた。当時からさらに20年ほど前にそのような考えのもとで便移植をしていた人がいる事に驚愕した。また、なるほどと思う一方で、いくら治療のためとはいえ他人の便を用いるというのは、とてもためらわれると思ったものだ。先輩の主治医に、このような論文を見つけましたと申し出たが、「ふ〜ん」と言われただけだった。そのため、自分の受け持ちの患者さんに実際に便移植をすることはなかった。

その後も便移植については気にしていたため、折に触れて論文を検索していた。１９８９年にLancetという有名な雑誌に掲載された論文は潰瘍性大腸炎に健康な人の便を移植する内容で、たった1ページの短い論文（Bennet JDさんが著者）だったが、やはり衝撃的だった。さらに２０１３年には最も権威ある雑誌とされるNew England Journal of Medicineにオランダのグループからの論文が掲載された。それは特に治療が難しい再発性クロストリジウム・ディフィシル腸炎（ＣＤＩ）に対する便移植の有効性を検討するランダム化比較試験である。従来の抗菌薬治療と便移植の比較治験を行ったところ、抗菌薬投与での治癒率が20－30％程度に対し、便移植では80－90％で、便移植が勝っていたとのことで、これでＣＤＩに対しては便移植による治療法の有効性が確立された。さらに２０１５年にはGastroenterologyにカナダのグループからの論文が掲載されたが、それは潰瘍性大腸炎にも効果がありそうだとの内容だった。その後もクローン病、過敏性腸症候群、便秘症などの腸に関係する病気以外にも、肥満、うつ病、自閉症、アレルギー、冠動脈疾患など、腸以外の他の疾患にも可能性が探られている。

その一方で、日本の第一人者である慶應大学消化器内科の金井隆典教授は、便移植による治療には慎重である。余談だが金井先生の祖父（金井正夫）は、私の故郷の奄美の出身で、和歌山県知事などを歴任した、奄美が誇る傑出した政治家である。そのような縁のため、金井教授には以前よりご厚誼頂き、大変ご指導いただいている。そこで便移植についての現況を、専門家の立場でどのように見ているか聞いてみた。

金井教授によればCDIには確かに有効で、慶應大学でも臨床研究を継続しているとのこと。しかし、炎症性腸疾患（潰瘍性大腸炎とクローン病）では期待した結果は出ず、臨床研究は中止となった。海外ではオーストラリアのグループが、潰瘍性大腸炎の患者に対して、7人のドナーの便を混ぜて、41回毎日便移植を行う試験を行った。かろうじて有効性を証明して、Lancetに掲載されたが、金井教授は7倍の未知なる感染症のリスクと、41回行う破天荒なアプローチは、あまりにも実験的すぎて、やりすぎと感じている（なるほど納得！）。その他に糖尿病、肥満、肝硬変、自閉症など様々な疾患でトライされているが、劇的に効果を示すという報告はないらしい。金井教授や同じく慶應大学の本田賢也先生のグループは健康な人の便から、ある特定の病態を抑える細菌集団を選別し、

10種類ぐらいのカクテルとして投与するという試みを行っており、安全性の面でも安心感があり、期待しているようだ。すでに、本田教授らは医薬品としてFDAと交渉しているとのことで、今後の進展が待たれる。金井教授は「まずは基礎的な知見を集積することが大事である。便の中にはバクテリオファージという細菌にだけ感染するウイルスや真菌や古細菌が沢山なので、腸内細菌と他の微生物との相互作用の理解も必要で、安易に便移植を推進するべきでない」と述べている。なるほど、流石に納得がいく。

さて、腸内細菌の研究には、新しい方法が導入され、研究が加速している。その一つが次世代シークエンサーによるメタゲノム解析と呼ばれるものである。これは便中の微生物からまとめてDNAを抽出し、そのゲノム配列を決定することで、微生物集団が持つ遺伝子を全体的に明らかにする解析法である。人の便中には多種類の細菌がいるため、正常な人から病気の人まで、どのような細菌がどのような割合でいるかを調べるが、それをさらに掘り下げて、遺伝子発現の全体像や代謝産物の全体像までを明らかにする研究である。2008年には、このような研究を推進するために、EUでMetagenomics of the Human Intestinal Tract（MetaHIT）、米国でHuman microbiome project（HMP）という国家プロジェクトが相次いで立ちあがった。遅れていた日本だが、最近になり産学官連携によるマイクロバイオーム（細菌叢）研究推進の国家プロジェクトが発足した。本田教授や金井教授、さらには理化学研究所の大野博司先生らを中心とするアカデミアが研究全体をリードしている。日本人と欧米人の腸内細菌は、当然異なると思われるので、日本人の特徴を腸内細菌の観点から明確にするうえで、このプロジェクトは重要である。データの国際比較により欧米で多い疾患や日本で多い疾患の背景が明らかにできるかもしれない。また、それらの情報をもとに、疾患の治療法の開発が進められるとの期待も大きい。さらに宿主遺伝情報も併せて解析することで、宿主-マイクロバイオーム（細菌叢）相互作用が解明され、疾患の予防や治療に繋げられるかもしれない。便は汚いものではなく、研究者、そして将来的には人類にとってありがたいものとなるはずである。

第7話

船場吉兆問題から考えるがん予防

かなり前の２００７年の事になるが、老舗料亭の大阪船場吉兆で、鶏肉の産地・原材料偽装や食品偽装が露呈し、大阪以外の吉兆も含めた全店舗が営業休止になったことを覚えておられるだろうか。２００８年１月には料理の食べ残しを再利用していたことが明らかになり、信用は完全に失墜したため、ついに同年５月に廃業に追い込まれた。当時、おかみとその息子の記者会見が行われ、その際、マイクから漏れ聞かれた会話がテレビなどで大きな話題になった。この船場吉兆問題は信用第一の老舗料亭で起こった信じられない出来事だが、私たちに幾つかの問題を提起したと思う。その一つは日本の食料自給問題を考えることであり、さらには（ちょっと飛躍するが）増加する大腸癌問題をも考えることである。

日本の食料自給率が低いことはよく知られている。カロリーベース食料自給率を見ると、オーストラリアが２００％以上、フランス１３２％、カナダ１２２％、アメリカ１１８％の順である。他方、ドイツ、イタリア、イギリスなどは100％未満であり、日本は40％台と大変低い状況にある。そのような低い食料自給率にありながら、私たちの周りでそれを意識した食生活行動がとれていないのは、どうしてだろうか？　ファミリーレストランや町の料理屋では食べ残しが目立つ。繁華街の朝方、生ごみの入ったごみ袋がカラスに突かれている画をニュースなどでしばしば目にする。高月紘先生によれば、生ごみのうち食べられる部分が捨てられたものは40％を占め、信じられないことに買ったまま捨てられたのが11％もあるとのことだ（図1）。要する

（図1）

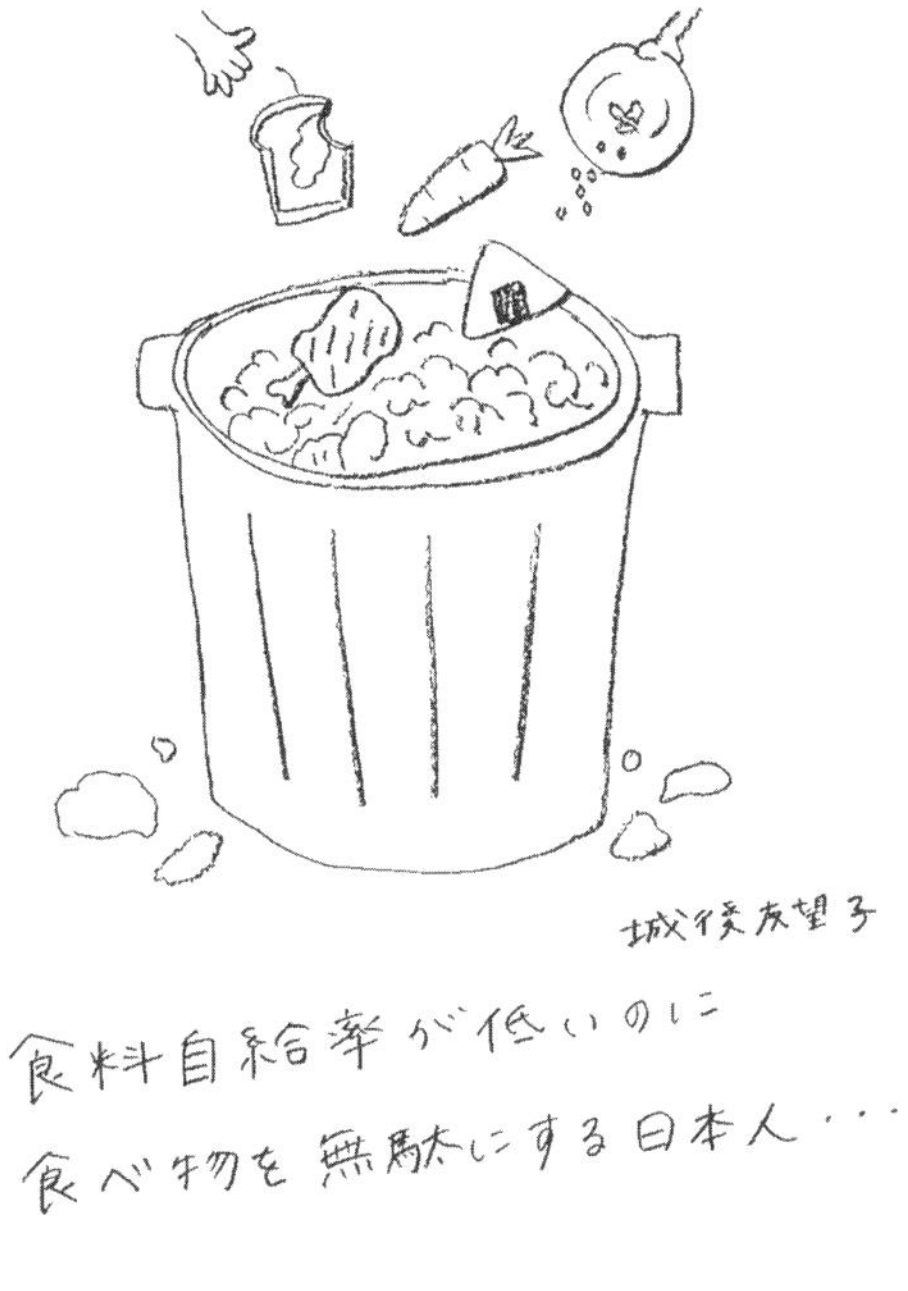
城俣友望子
食料自給率が低いのに
食べ物を無駄にする日本人・・・

に沢山の食料を輸入しておきながら、それを有効に利用していないという現実があるのだ。そのような観点からすると船場吉兆のもったいないとする考えも、一概には批判できないのではないだろうか？　もちろん老舗料亭が客の信頼を裏切る行為をしたので、批判は当然の事だが、いくらお金を払っているとはいえ、食べ物を残す客も相応に批判されるべきであろう。私たち一人一人がそのようなもったいない精神を発揮すれば、数十パーセントくらいは自給率が上がるのではないかなどと考え、夜も眠れなくなる。

食料自給率の問題と大腸癌増加の問題は無関係ではない。食事の洋食化に伴い、米の消費が減り、畜産物や油脂の消費が増大した。畜産物や油脂の生産には大量の穀物や原料が必要だが、狭い日本の国土にあってはこれらの生産が追いつかない。そのために自給率が低く推移している。他方、畜産物や油脂の消費は大腸癌や乳癌、前立腺癌などの増加に関係している。洋食の特徴は脂肪量が多く高蛋白なことと、食物繊維が少ないことである。脂肪は大腸で二次胆汁酸という癌を引き起こし易くする物質になり、蛋白質は腸内細菌によりインドールやスカトールなどと呼ばれる有害物質に変化する。このため大腸癌など従来から欧米に多いとされてきた癌が、日本でも増えているのであろう（確かな因果関係を証明するのは困難であるが）。

以上のことは、私たち日本人が食生活を変化させたことで、食料自給率を低くし、さらにその結果として大腸癌などの癌発生を増加させたことを示している。それではこの二つの大きな問題をともに解決する方策はないだろうか？……それがありそうである。その方策として考えられることは、もうお分かりであると思うが、そう、日本人が古来より行ってきた米、野菜、魚などを中心とする食事に戻し、もったいない精神を発揮して腹八分目の食事を楽しむことだ。そうすることにより、食料自給率は改善し、大腸癌の発生は確実に減少するであろう（して欲しい）。このような食事には食物繊維が多く含まれており、現代女性に多い便秘も改善すること間違いない。以上、今回全く関係がないと思われた船場吉兆問題と大腸癌の増加の間には、実は深い繋がりがあることを分かっていただけたと思う（ん？　こじつけと言っているのは誰だろうか？-）。ただ、腹八分目にするというのは、言うのは簡単だが、実践は難しい。多くの皆さんが悩むところだ（もちろん私自身も）。

ここまで食事の重要性について記したが、ついでに、がんの予防には運動も重要であるので、簡潔に記す。そもそもここ最近、がんは生活習慣病の一つとして知られるようになっている。すなわち食事や運動、たばこなどの生活習慣の乱れががんの発生に関係しているということだ。そこでがんの予防策として食事の内容の見直し、適度な運動実践、禁煙が重要となる。食事の見直しについては上記した。適度な運動についてだが、これが食事の見直しや腹八分目と同じく難しいのは、多くの人が経験しているであろう。「適度な運動」というが、この「適度」が問題である。人によってとらえ方が違うからである。実際、どのような運動をどれくらい行えば良いのだろうか？　厚労省は、18歳から64歳の人については、〝歩行またはそれと同等以上の強度の身体活動を毎日60分行うこと〟と〝息がはずみ、汗をかく程度の運動を毎週60分程度行うこと〟を推奨している。ただ身体活動を毎日60分行うのは、結構つらい。勤務先と自宅が歩いて30分で、朝夕に歩行通勤できればＯＫである。しかし、その様な恵まれた状況の人は多くはなく、車や電車での通勤が多いであろうため、各自で工夫が必要だ。ちなみに65歳以上については、〝強度を問わず、身体活動を毎日40分行うこと〟を推奨している。

運動については、がんの予防とも絡んで、健康寿命でもよく話題にのぼる。健康寿命を延ばすには、どのような運動が良いかを8種のスポーツで比べた報告がある。結果は1位テニス（9・7年の延長）、2位バドミントン（同6・2年）、3位サッカー（同4・7年）、4位サイクリング（同3・7年）、5位スイミング（同3・4年）、6位ジョギング（同3・2年）、7位美容体操（同3・1年）、8位ジム（同1・5年）であった（図2）。サッカーが入っているのはサッカーが盛んなヨーロッパでの研究のためであろう。ラケットを使うスポーツは相手がいるため、社会交流が図れるという点で、一人で行うスポーツより良さそうで興味深い。1位のテニスだが、1回の時間や週何回程度行えばよいかなどの詳細は不明だ。現

（図2）

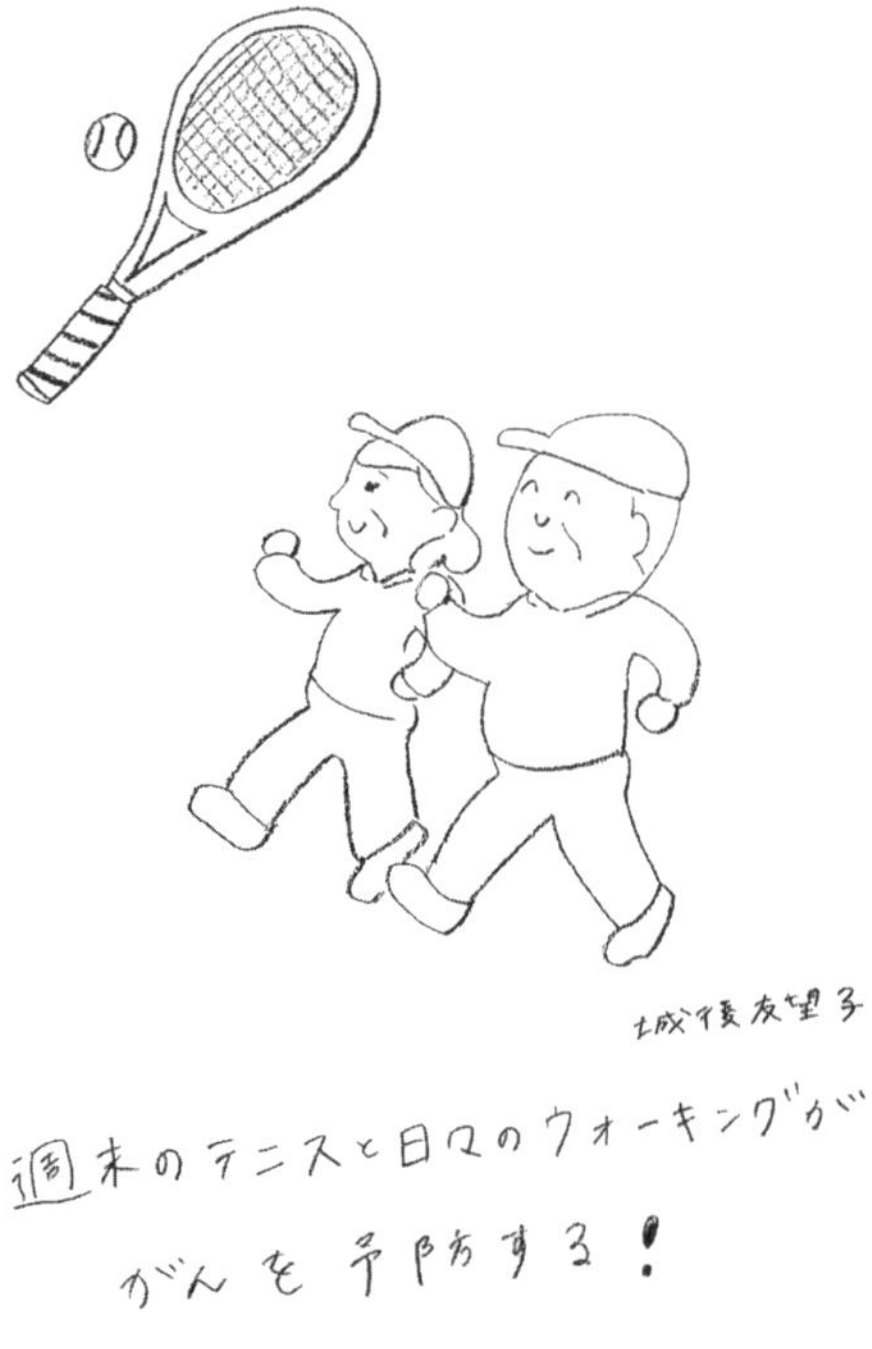
週末のテニスと日々のウォーキングが
がんを予防する！

実的には現役世代であれば、毎日歩行をできれば60分行い、週末にテニスを1〜2時間するのが最もがんを予防することができ、しかも健康で長生きできるかもしれない。実践は難しいが努力する価値はあるかも。

第8話

低侵襲手術は何が低侵襲?

医学部の学生時代、確か5年生の時だったと思う。内科の実習の際に患者さんのお腹の中を腹腔鏡でのぞかせてもらった。内科では、肝臓が悪い場合など、お腹の外から中に棒状の管（腹腔鏡）を入れて、直接、お腹の中を観察する事が行われていた。この方法は100年以上も前の1901年に、ドイツの外科医ゲオルグ・ケリングが開発したらしい（凄い！）。私がのぞかせてもらった患者さんは肝臓の機能が悪くなっており、肝臓を直接観察することが目的だった。皮膚と皮下組織、筋膜に麻酔の注射をした後、皮膚を2cm程度切り、そこから30cmほどの長さの腹腔鏡を挿入し、空気を送ってお腹の中をパンパンに膨らませる。するとお腹の中（腹腔内）が見やすくなり、肝臓、胆嚢、腹膜、胃、小腸、大腸、大網などが観察できる。肝臓、胆嚢、胃、大網などがとてもクリアに見えて驚いた。胆嚢は肝臓の下にちょこんと可愛らしく座していた。お腹に小さな穴を開けて、長いピンセットと長いハサミ・電気メスなどを用いたら、お腹の外から胆嚢を取り出せる（胆嚢摘出術ができる）のではないかと瞬間的に感じた。当時、胆嚢摘出術は、みぞおちのところからお臍の上に至るほどのお腹を15cm

くらいの長さにわたって切って、取り出すことが普通であったのだ。しかし、私は学生で外科に進むとは思っておらず、その考えを外科の先生方に伝えることはなかった（そのようなことを伝えると、君は外科向きだね、と言われて強く勧誘されそうだからである）。現在ではお臍や腹部を小さく切って、そこからカメラや器具を入れて行う腹腔鏡手術（図1）が普及しており、学生当時に想像していた方法が実践されていることが感慨深い。この発展には腹腔内に挿入して内部を映し出すテレビ

（図1）

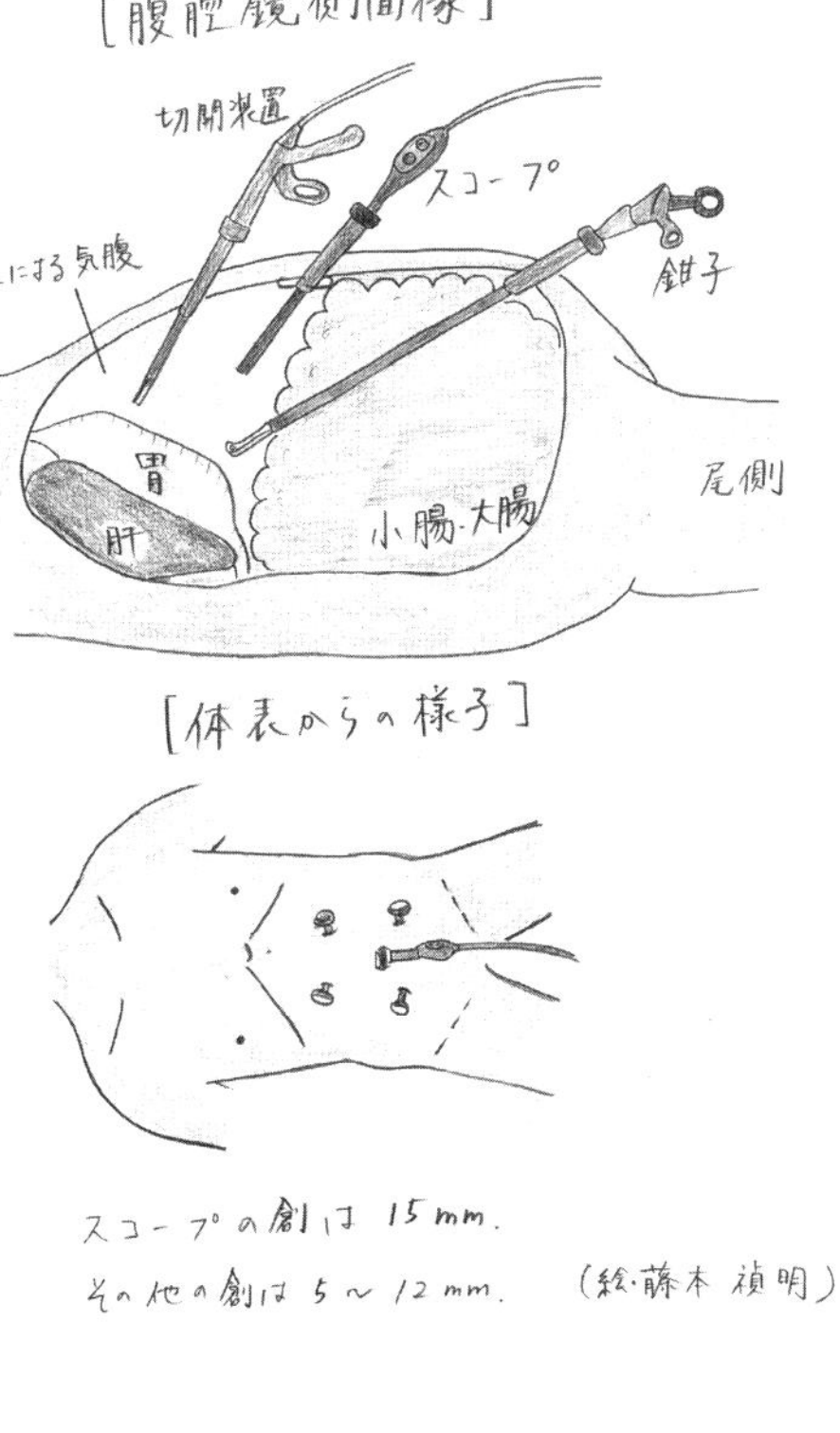

カメラの発達も大きく寄与している。消化器外科領域で最初に行われた手術は胆囊摘出術で、1988年にフランスやアメリカから報告された。日本では帝京大学の山川達郎先生が第1例目を報告している。

さて、胆石の手術をはじめ、胃がんや大腸がんなどの手術は、今や腹腔鏡手術で行われることの方が、圧倒的に多くなった。これは腹腔鏡手術では傷が小さくて痛みが少ない、美容的にも優れているなど多くの利点が、患者さんやその家族に理解されてきたことが大きい。また、手術をする外科医の立場では、テレビカメラに映し出される像が、肉眼で見るよりも大きく明瞭に映し出される、いわゆる拡大視が魅力的であった。これまでに胆囊摘出術、胃切除術、大腸切除術などを、従来の開腹術と腹腔鏡で行う手術で比較した論文が国内外から出されている。それによれば、出血量が少ない、手術後の鎮痛剤使用が少ない、手術後の腸の働きの回復が早い（排ガスが早い）という共通した利点が示されている。他方で、欠点としては手術時間が長くなっていることが共通して挙げられた。それでは肝心の手術成績はどうであろうか？　そして腹腔鏡手術が低侵襲と言われる理由は何であろうか？

私の友人で久留米大学に勤務している安達洋祐教授（図2）は医学生の教育を担当しているが、経験豊富な優れた外科医である。医学生や研修医向けに多くの極めて有用な教育書を出版している。興味あるテーマを取り上げ、それに関連する多くの論文を調査・読破し、そしてそれらを上手に分かりやすくまとめて出版するために、安達先生の本は大変多くの医学生、研修医のみならず中堅から指導する立場の医師に至るまで、幅広い方に読まれている。そ

（図2）

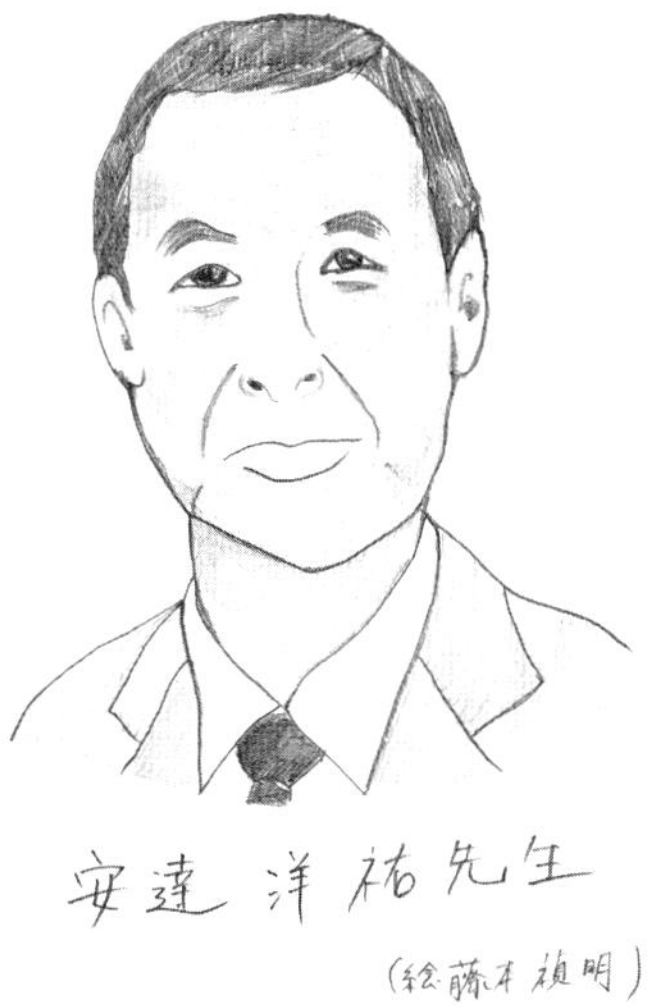

の安達先生が２０１５年にまとめた『外科医のためのエビデンス』の中で、「がんの腹腔鏡手術：低侵襲手術は予後がよいか」というテーマについて、「大腸癌と早期胃癌の腹腔鏡手術は開腹手術と同等の予後が期待できる」「進行胃癌の腹腔鏡手術は臨床試験がなく、予後への影響は不明」とまとめている。今回、２０１５年以降の関係論文について、安達先生にご支援いただきながらまとめてみた。その結果は次のとおりである。

(1) 胃癌

早期胃癌の幽門側胃切除（Medicine 2016）

8の臨床試験（患者数N＝732）　両手術間で長期成績は差がない。

＊長期合併症は8・5％と13・6％で腹腔鏡手術のほうが少ない。

進行胃癌の胃切除（Am J Surg 2019）

15の観察研究（N＝4,494）　両手術間で長期成績は差がない。

＊有意差はないが、再発は腹腔鏡手術が少ない傾向（P＝0.13）。

胃癌の胃全摘（Eur J Surg Oncol 2020）
9の観察研究（N＝2,363）　両手術間で長期成績は差がない。
＊術後合併症・手術部位感染・肺炎は腹腔鏡手術のほうが少ない。

(2)　大腸癌

進行結腸癌の結腸切除（Int J Surg 2018）
12の観察研究（N＝2,396）　両手術間で長期成績は差がない。
＊術後合併症は腹腔鏡手術のほうが少ない。
直腸癌の直腸切除（Tech Coloproctol 2017）
5の観察研究（N＝911）　両手術間で長期成績は差がない。
＊局所再発腹腔鏡手術のほうが少ない傾向。
直腸癌の直腸切除（Oncotarget 2017）
3の臨床試験を含む9の比較研究（N＝1,844）　腹腔鏡手術は再発と死亡が少ない。

直腸癌の直腸切除（J Gastrointest Surg 2018）
4の臨床試験（N＝825）　両手術間で長期成績は差がない。
＊完全切除率（直腸間膜切除）は開腹手術のほうが高い。
直腸癌の直腸切除（Medicine 2018）
5の臨床試験（N＝1,554）　両手術間で長期成績は差がない。
直腸癌の直腸切除（Surg Endosc 2019）
2の観察研究（N＝136）　両手術間で長期成績は差がない。
直腸癌の直腸切除（Ann Surg 2019）
29の臨床試験（N＝6,237）　両手術間で長期成績は差がない。

⑶ 大腸癌の肝転移

肝転移（大腸癌）の肝切除（World J Gastroenterol 2019）
6の観察研究（N＝502）　両手術間で長期成績は差がない。
肝転移（大腸癌）の肝切除（PLOS ONE 2020）

2の観察研究（N＝608）　両手術間で長期成績は差がない。

(4) 肝臓癌

肝臓癌の肝切除（BMC Cancer 2019）
4の観察研究（N＝477）　両手術間で長期成績は差がない。
＊有意差はないが、死亡は腹腔鏡手術が少ない傾向（P＝0.14）。
肝臓癌の肝切除（Surg Endosc 2019）
18の観察研究（N＝2,467）　両手術間で長期成績は差がない。

以上のように、胃癌、結腸癌、直腸癌、肝転移、肝臓癌のいずれにおいても、腹腔鏡手術と開腹手術の長期成績には差がないとする論文が多い。腹腔鏡手術は胃癌では膵液瘻が若干多い可能性がある、直腸癌では完全切除率（直腸間膜切除）が若干低いなどの不利な点も散見されるが、総じて合併症は少ない傾向にある。大腸癌の手術で、腹腔鏡手術が開始されて間もないころは、ポート（器具を入れる孔のこと）再発が多いとの指摘もあったが、最近では全く問題にされていない。さらに最近はロボットを使用した手術が行われているが、胃癌では腹腔鏡手術とロボット手術の長期成績は左に示すように差がないと報告されている。

胃癌の胃切除（Surg Endosc 2017）
5の観察研究（N＝1,614）　腹腔鏡手術とロボット手術の長期成績は差がない。
＊有意差はないが、信頼区間を見ると、死亡は腹腔鏡手術のほうが少ない。

胃癌の胃切除（World J Surg Oncol 2019）
8の観察研究（N＝3,410）　腹腔鏡手術とロボット手術の長期成績は差がない。

さて、最後に腹腔鏡手術が低侵襲と言われる理由について。そもそもお腹を開ける従来型の手術（開腹手術）と、腹腔鏡による手術（腹腔鏡手術）では科学的に何が違うのであろうか。たとえば侵襲（ストレス）が加わった時には、私たちの体はその侵襲に対し、身構えることになる。身構えた状態では、血液中の伝達物質であるサイトカイン（たとえばインターロイキン6：ＩＬ6など）が高くなる。そこで、このＩＬ6や炎症がひどくなる時に上昇するＣＲＰを指標として測定すると、開腹手術では、腹腔鏡手術に比べて、ＩＬ6もＣＲＰもより高くなるという報告がある。また、免疫力を指標に比較すると、手術侵襲により、Th1、Th2のインバランスが生じて、細胞性免疫能の低下が認められるが、腹腔鏡手術では開腹手術より、インバランスが低く抑えられる。また、マクロファージの抗原提示能を示すHLA-DR発現能の比較では、腹腔鏡手術で、開腹手術よりも回復が早いことが認められている。このような研究で分かったことは、腹腔鏡手術における免疫反応は、全身反応を良好に保つ傾向が強そうだということである。しかしながら、それでもまだ侵襲が少ないという事が客観的に十分に解明されている訳ではない。ただし、患者さんの術後1日目の状態を、見た目で比較すると腹腔鏡手術の患者は開腹手術の患者に比べて、明らかに状態（元気な様子）が良いので、私たち外科医は科学的データはさておいても、患者さんの状態を観察する事で低侵襲を実感できる。

胃癌や大腸癌の手術は、悪いところを切除して、残ったところを繋ぐことが原則である。従来型の開腹手術と腹腔鏡手術で、この点の違いはない。ただ、アプローチ法が異なるだけである。今後は根本的なところで、外科手術の進歩があることを期待したい。たとえば、以前に記載したが、ｉＰＳ細胞で作製した胃や大腸で悪いところを置換するような手術法の革命が起こり得るだろうか。今後の発展が楽しみである。

今回は久留米大学の安達洋祐教授、大分大学の猪股雅史教授、衛藤剛准教授にご協力いただいた。ここに深謝申し上げる。

第9話

遠隔手術

2002年4月号のAnnals of Surgery誌にロボットを使用した遠隔外科手術の論文が掲載された。Annals of Surgery誌は外科の領域においてナンバー1と評価されるジャーナルであり、それに掲載されるにはレベルの高い研究成果であると認められる事が求められる。この論文はたった1症例を報告したものだが、遠隔手術が実現できることを世界で初めて示したことから掲載されたのであろう。本論文についてはScience誌にコメントが掲載されるに至り、外科医のみではなく、広く一般の方々の注目も集めることになった。遠隔手術では、手術をする外科医と手術を受ける患者さんが遠く離れた場所にいる。一昔前には考えられなかったことだ。遠隔操作できるロボットの開発・発展と、両方の土地を繋ぐ通信回線の発展があって、初めて可能になった。論文はフランスのルイ・パスツール大学の研究成果で、マルコーという有名な医師らが発表したものだ。患者さんは68歳の女性で、胆石症による腹痛のため、胆嚢摘出術を受ける事になった。患者さんは世界で初めての遠隔手術の実験台になることを承諾したのであろう。ZEUSというロボットを用いて手術を担当する外科医はニューヨークにいて、患者さんはフランスのストラスボーグという町の病院にいた。患者さんのお腹にはカメラを入れる孔と、手術器具を入れる二つの孔の合計3つの孔が設けられていた。ニューヨークにいる外科医が、カメラで映し出すお腹の中を見ながら両手で器具を操作すると、遠く離れた患者さんの側ではリモートコントロールされた器具が動いて、わずか54分で無事に胆嚢摘出術が完了した。14,000km も離れた町を繋ぐ通信は、米国のATMサービスの高速通信システムを利用した。遠隔地を結ぶので時間差が生じるが、それは155ms（1秒の1/6程度）であった。この時間の差は外科医が手術を円滑に行える許容範囲内で、手術中には何の違和感もトラブルもなかったとの事である。患者さんは手術後2週間で元通りの生活に戻った。

このような遠隔手術は、その後に爆発的に普及すると思われたが、実際はそうではなかった。これにはいろんな要因があると思うが、一つにはZEUSというロボットが撤退したことだ。最近、日本国内で普及している手術ロボットはda Vinciと名付けられたもので、米国のIntuitive社がライセンスを持っている。ZEUSが撤退した後はda Vinciの独占状態が続いているが、Intuitive社は遠隔手術には興味を示していない。他方で、日本でも遠隔手術の試みが2002年以降に行われてきたが、東京と静岡、ソウルと福岡の通信時間の遅れ（タイムラグ）はそれぞれ676ms、871msであり、これは外科医にとっては許容できないものであった。このような事情のために、日本国内でも遠隔手術の実現は当面の間、難しいと考えられるようになった。しかし最近になって風向きが変わった。

少子高齢化に伴い、特に僻地の高齢者への医療サービス提供が大きな課題となってきた。僻地では公共交通機関の整備がなく、また病院への距離が遠いため、自家用車の運転が困難な高齢者の病院への受診は一苦労である。厚労省は平成30年にオンライン診療の適切な実施に関する指針を出した。これは特に慢性疾患の患者さんのオンライン診察とオンライン投薬を推進するものである。私たち日本外科学会は、ここにオンライン手術（遠隔手術）を是非含めるように、厚労省に陳情した。その結果、この指針にオンライン手術（遠隔手術）についても研究を進めて実施できるように進める旨の記載を得るに至った（図1）。

外科学会として遠隔手術を推進しようとの機運の醸成は、次の二つの理由による。一つは地方の病院において外科医不足（図2）のために、患者さんが居住地で外科手術治療を受けられなくなる可能性

（図1）

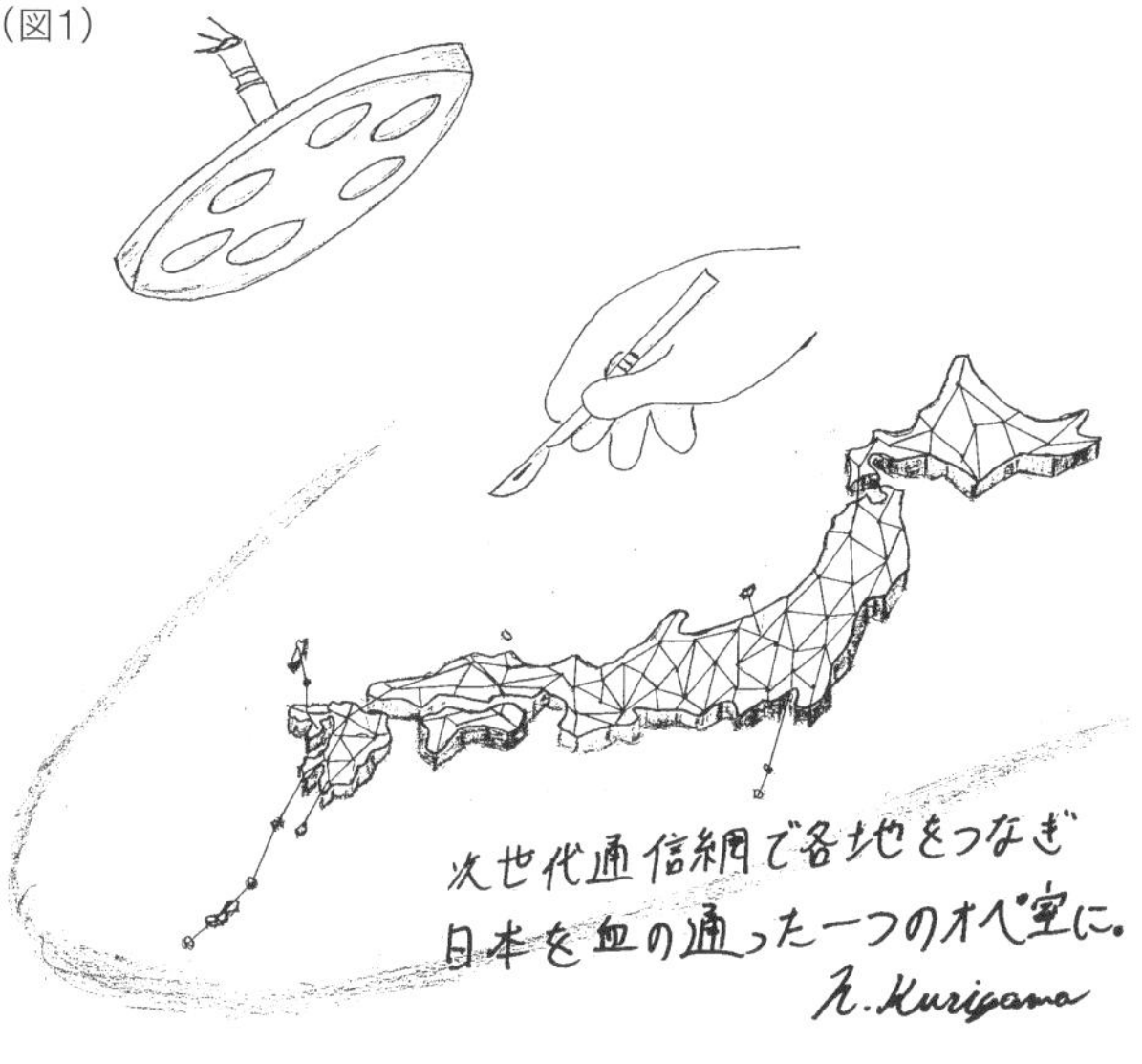
次世代通信網で各地をつなぎ
日本を血の通った一つのオペ室に。
R. Kuriyama

（図2）

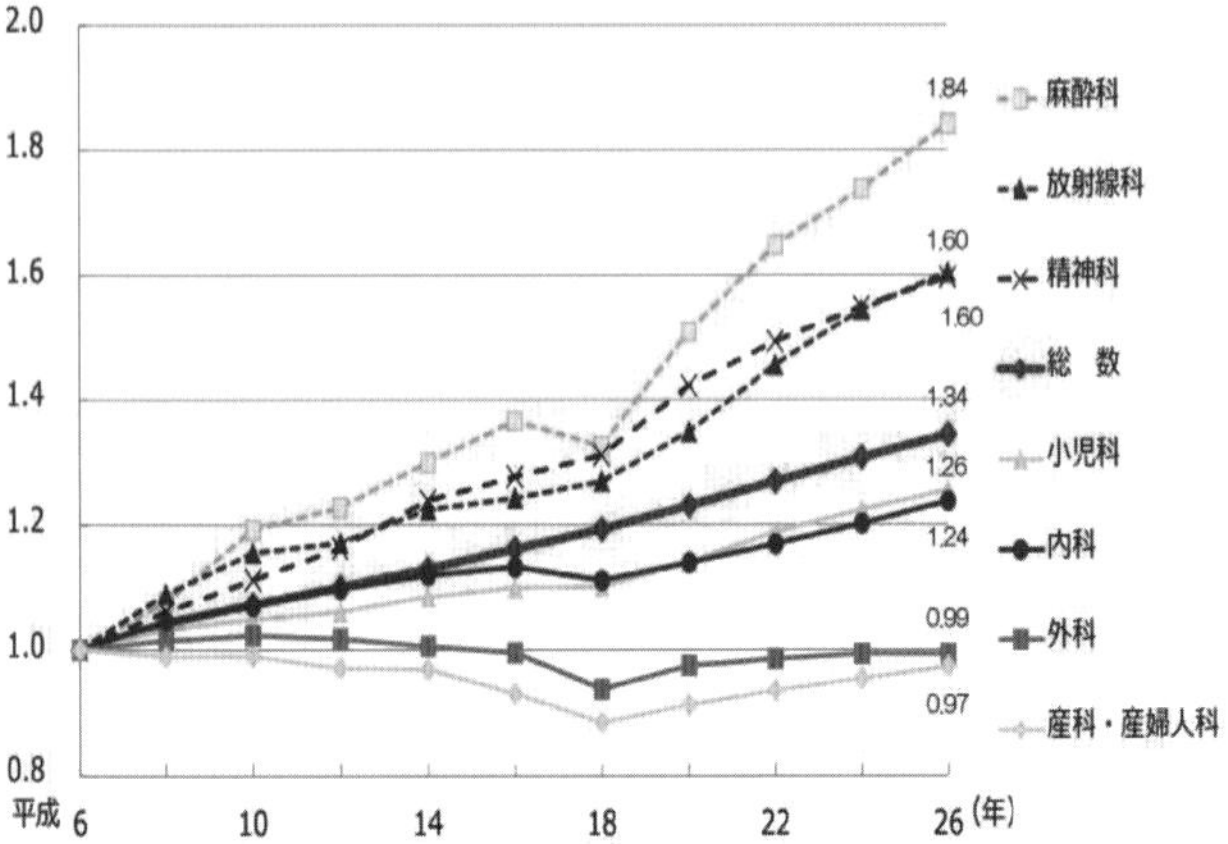

医師数は右肩上がりで増えているが、外科医は産婦人科医とともに、
ほぼ横ばい状態が続いている（実質的に減少している）。

が大きくなっている事。もう一つは中堅や若い外科医が地方の病院に赴任したがらない事である。これは家庭の事情もあるようであるが、地方では指導者に恵まれず、手術手技が習得できない、あるいはできにくいことが大きな要因のようだ。日本外科学会が目指す遠隔手術は、現地にいる外科医が、大都市の基幹病院にいる指導医から見守ってもらいながら、あるいは補助してもらいながら行う手術である（図3）。現地の外科医は基幹病院の指導医から手術中に助言を

（図3）

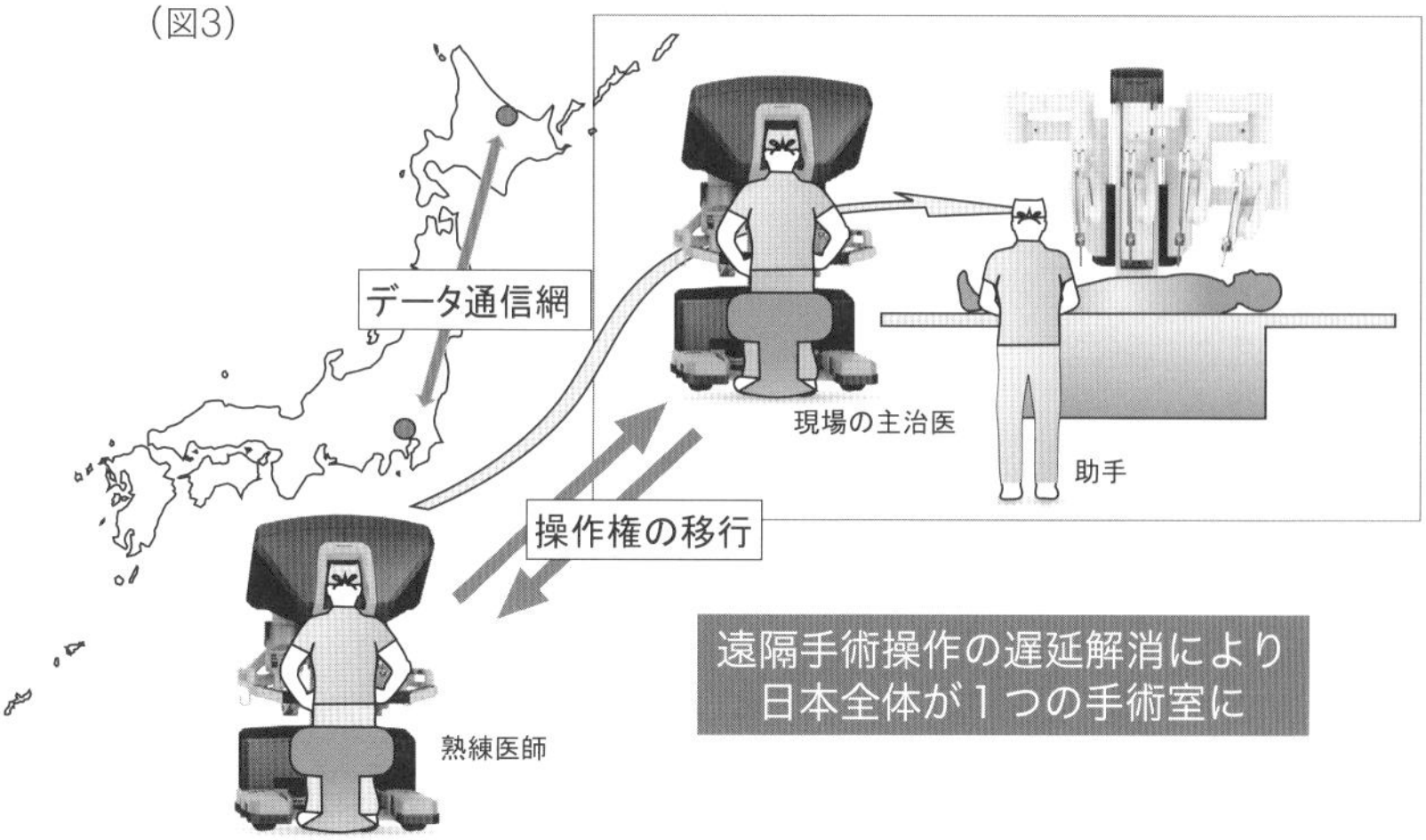

高速・大容量データ通信で遠隔手術支援が可能になる
（作図は弘前大学袴田健一教授）。

受けたり、難しい箇所に関しては術者を一時的に代わってもらったりする。これにより、現地の外科医は安心して手術が遂行でき、なおかつ指導を受けられるため手術手技も会得しやすくなると期待している。何より地方の患者さんが住み慣れた場所で都会と同じレベルの手術が受けられるメリットは大きい。日本外科学会は国からの助成金を頂き、日本内視鏡外科学会や日本ロボット外科学会など関連する学会、手術ロボットを扱う国産企業、高速通信企業、厚労省や総務省などの行政と一体となり、コンソーシアムを作り、遠隔手術実現のために研究を開始した。本年からの3年の研究期間に、基本的なコンセプトの部分を実現する予定である。

最後に遠隔手術をともに推進している北海道大学の平野聡教授、弘前大学の袴田健一教授、九州大学の沖英次准教授をはじめ、日本内視鏡外科学会、日本ロボット外科学会などの学会関係の皆様、総務省、厚生労働省、経済産業省など行政の皆様、ロボット制作会社の皆様等、大変多くの関係の皆様に深謝する。袴田教授には遠隔手術の概念図も提供いただいた。重ねて感謝する。

第10話

文字の成立と記録の重要性

昨今、日本の医学論文が減少している事は、しばしば指摘されている。外科や内科をはじめとする臨床医学では、症例報告や原著論文報告は重要で、記録として残す意義は大きい。それを示す例がある。世界で初めて全身麻酔を用いて手術（乳癌手術）を成功させたのは、紀州の花岡青洲で１８０４年の事である。幾つかの薬草を煎じて通仙散を作り、これを使って全身麻酔を行った。しかし、世界的にはボストンのマサチューセッツ総合病院で、１８４１年にエーテル麻酔を成功させたウイリアム・モートンが世界初となっている。モートンの場合は論文として報告したが、青洲の場合は日記に残したのみで、論文として公に発表していなかった点で、認知の差が出た。青洲の場合、秘伝として隠していたとの話もあり、当時、日本の社会が論文発表するという仕組みを持っていなかったことも災いした。（近年は青洲の功績が認められつつあるようで、嬉しい事だ）。

ところで「記憶は一時的なもので、しかもあいまいさを伴うが、記録はなくならない限り半永久的で、明瞭である」とされる。その記録であるが、「文字で記録する」ことは、何時ごろから始まったのであろうか。文字ができる前の先史時代とできた後の歴史時代では、史実の正確性に雲泥の差がある。人類の軌跡は「文字」で記録されることによって、「歴史」となった。もっとも古い歴史時代の始まりは、世界四大文明のメソポタミア文明、インダス文明、黄河文明、エジプト文明である。最古の記録はフランスのショーヴェ洞窟壁画に残された約3万年前の壁画らしい。ただ、文字としての記録に限った場合には、古代メソポタミア文明における楔形文字が最初の例のようである。紀元前3200年頃には西アジアのシュメール人の都市ウルクでは絵文字が使われており、物財の管理や分配をする際の助けにしていたとされる。その後、メソポタミアの文字文化は、アッカド人、バビロニア人らに受け継がれ、成文法の最初の例として知られるハンムラビ法典を生み出した。

他方、日本はどうであろうか？　日本の先史時代と歴史時代との境目は、弥生時代から古墳時代にかけてとされる。われわれ日本人に縁のある漢字についいては、その始まりは紀元前１３００年の中国の甲骨文字である。幾多の変遷を経ながら6〜10世紀ごろに現在使われている楷書が標準書体になったようだ。日本への漢字の輸入は4〜5世紀ごろとされる。日本国内で見つかり、学術的にも検証されている最も古い文字記録としては、埼玉県にある稲荷山古墳出土鉄剣（金錯銘鉄剣《きんさくめいてっけん》）に刻まれている１１５文字がある。この銘文が日本古代史の確実な基準点となり、その他の歴史事実の実年代を定める上で大きく役立つことになった。すなわち、たった１１５文字ではあるが、４７１年にワカタケル大王（21代雄略天皇）が存在した考古学的な実証となったとされる。また熊本県玉名郡和水町にある江田船山古墳からは銀象嵌の銘文を有する鉄刀が出土した。これにも同様にワカタケル大王の記録があることから、5世紀後半にはすでに大王の権力が九州から東国（埼玉県）まで及んでいたと解釈される。この様に文字を記録することで、極めて貴重な史実や状況を後世に伝えることに繋がり、考古学研究に格段の寄与をしている。そのため、これらは国宝に指定されている。

日本語は系統関係がよく分からず孤立した言語のひとつとされる。前記したが4～5世紀頃に漢字が中国から伝えられ、時代と共に使いやすく分かりやすいように改良された。当初は万葉仮名が作られた。漢字の表す意味とは無関係に、言葉の音に当てはめたもの。たとえば、先に記した稲荷山古墳出土剣の例では獲加多支鹵大王《わかたけるだいおう》と書かれており、1字1音節となっている。5世紀には使用されていたようだ。さらに平安時代には平仮名やカタカナが使用されるようになり、現代の日本語に進化してきた。万葉仮名が由来となり、ひらがなは漢字を簡略化したものから作られ、カタカナは漢字の一部を取って作られたらしい。たとえば「伊」から「イ」、「宇」から「う」のように。ひらがなやカタカナが普及し始めると、それまでは学問は必要ないとされていた女性が読み書きをするようになり、平安時代には紫式部の源氏物語や清少納言の枕草子などの名作が作られたが、これらは現在も読み継がれている。これは世界に誇る出来事と言って良い。

日本が世界に誇る文学作品の一つは万葉集である。先に記した万葉仮名を含んでいるが、すべて漢字で書かれている。編纂者には諸説あるが、大伴家持が７８３年ごろまでに完成させた説が有力と言われる。今から１２００年以上前のことで、驚嘆するばかりである。文字で残してくれた事に感謝あるのみである。その中で私が好きな二人の歌を紹介する。現在に通じる思情があり、１２００年の時空を飛び越えた共感が得られる点で、「凄い！」と思う。一人は山上憶良で遣唐使となり、帰国後は筑前守などを務めた。大伴旅人と同時代に生き、大宰府での令和の歌会にも出席している。万葉集は恋と花鳥風月が主なテーマとなっているが、憶良の歌は人生や生活を主題としており、主流の歌題とは異質となっている。特に貧しいものへの共感や子供への愛情溢れる歌が多い。たとえば、「銀《しろがね》も　金《くがね》も玉も　何せむに　まさえる宝　子にしかめやも」（銀も黄金も玉も、子供という宝に比べたら何のことがあろう。どんなに優れた宝も子供に及びはしないのだ）。現在の親にも共通の思いであり、当時の状況を鑑みると胸に響くも

（図）

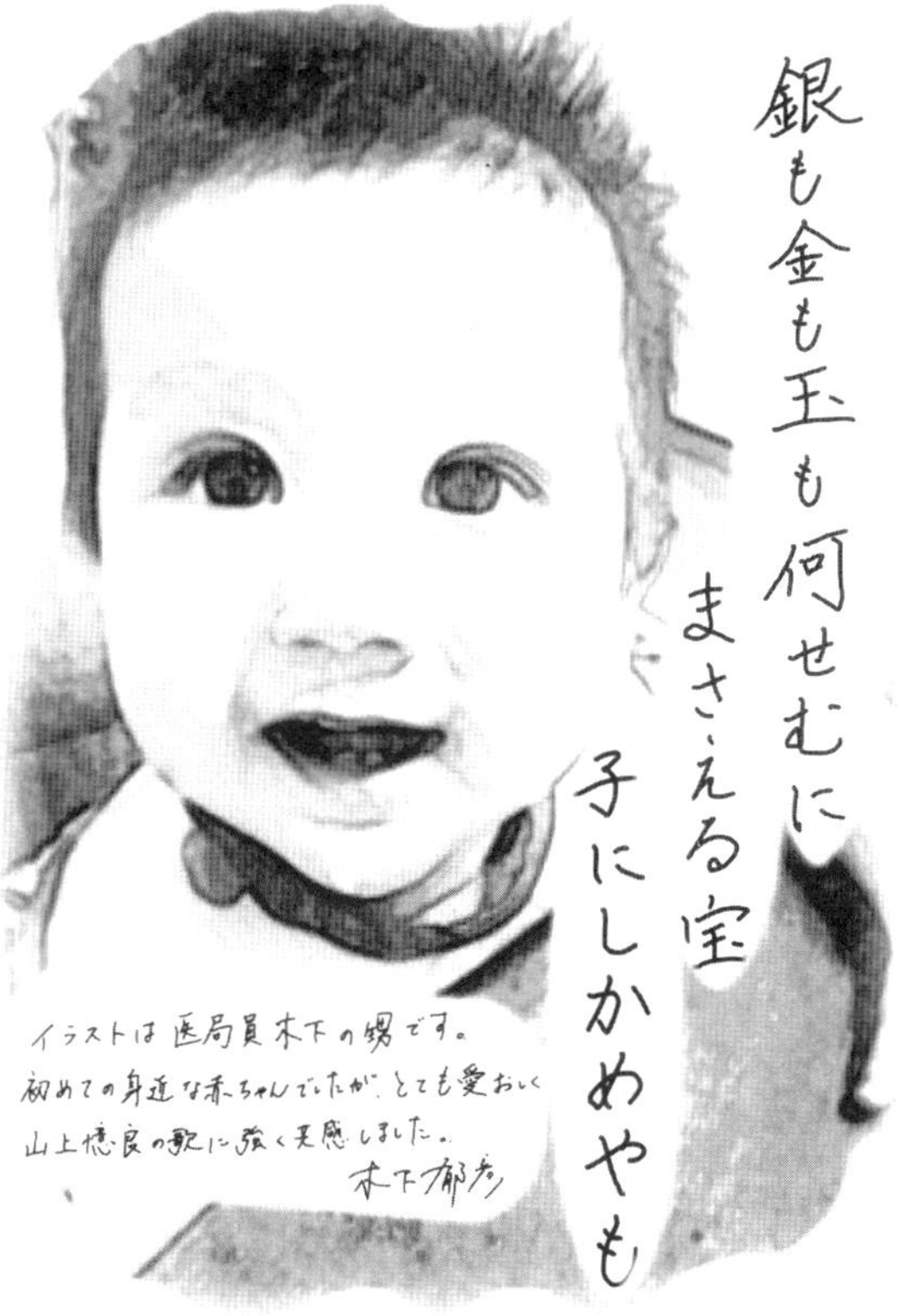
銀も金も玉も何せむに
まされる宝
子にしかめやも
イラストは医局員木下の甥です。
初めての身近な赤ちゃんでしたが、とても愛おしく
山上憶良の歌に強く共感しました。
木下郁彦

のがある（図）。もう一人は大伴旅人の子で大伴家持である。万葉集編纂の中心人物として知られ、大宰府で母が亡くなってからは叔母の大伴坂上郎女に育てられた。当時10歳くらいだった家持は大宰府の宴席で活躍した遊行女婦の児島と一緒に、父の旅人から歌を手習ったと思われる。また大伴坂上郎女からも教わったことであろう。生涯、政治的には不遇であったようだが、42歳時の７５９年に、左遷された因幡の国庁で詠んだ次の歌は１２００年たった今でも、お正月の初心を表す点で、大いに共感できる秀歌と思う。「新しき　年の初めの　初春の　今日降る雪の　いやしけ吉事《よごと》」（初春の今日　降り積もる雪のように、良いことがますます重なるように）。彼は68歳で亡くなったが、この間の25年間は何故か作歌がないとのことである。その理由は分かっていないが、万葉集の編纂に没頭したためだろうか。

文字で記録しておくことの重要性について記した。便利になった現在でも、その基本的な重要性はゆるぎないものである。医師として、また研究者として、大事な症例を記録して残す、また、新しく見出した知見を論文として発表することの重要性を、今一度確認したい。

第11話

論文発表の新しい流れ：プレプリント・サーバーとは？

基礎、臨床を問わず、医学領域では研究成果を英語論文として発表することは重要である。これは医学を含めた科学の全領域で同様であろう。医学論文を投稿すると、多くの場合は苦難を乗り越えてやっと採用され、掲載される。投稿から掲載までには結構な時間（おおよそ半年から1年程度？）がかかる。ＩＴが普及し、即座に世界中の事件を知ることができる現在において、この時間はかなり無駄なように思える。その様な事を考えていた今日この頃であるが、私が編集長を務める日本消化器外科学会の英文誌Annals of Gastroenterological Surgeryの編集会議で、文部科学省 科学技術・学術政策研究所の林和弘先生より、これまでの論文投稿とは全く異なる、投稿からすぐに掲載される仕組みがある事を教えて頂いたので、紹介したい。これが医学の世界に根付くか興味津々である。

皆さんはプレプリント・サーバーという仕組みをご存じだろうか。これは従来の論文査読の過程を経ずに、著者が論文を書いたらすぐにweb上で公開する仕組みである（図1）。査読を経ずにweb上に公開すると論文としては正式に認めら

（図1）

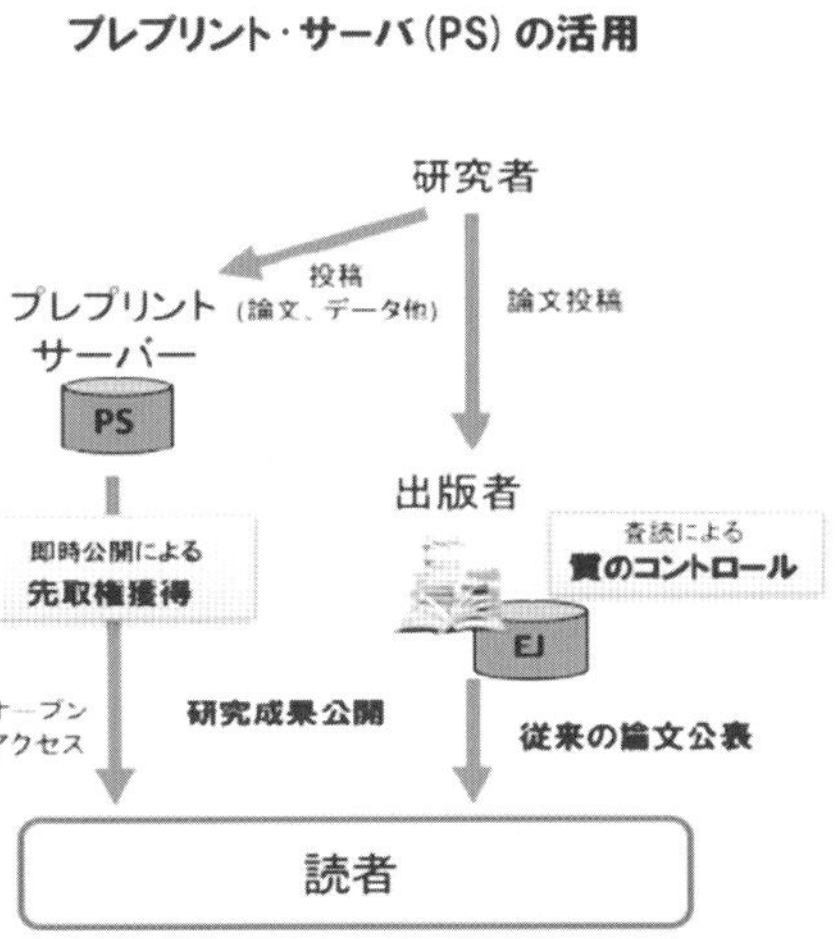

プレプリント・サーバーは査読を経ないで、いきなりオンラインに載せる事。従来の査読ありのジャーナルとは根本的に異なる。

れないというのがこれまでの大勢であったが、最近それが少し変化しているらしい。プレプリント・サーバーは医学の世界では馴染みが薄いが、サイエンスの基礎領域、たとえば物理や数学などの世界ではすでに30年前からスタートしている。最も古いのは１９９１年にスタートしたarXivで、現在コーネル大学が主体となり、物理学、情報学、経済学などが対象となっている。１９９４年には社会科学を中心としたSSRNが開始し、現在雑誌社のElsevierが運営している。

また、2017年にはChemRxiv（ケムアーカイヴ）がスタートしたが、これは化学系が多く、米国化学会を中心としたアカデミアが後ろ盾になっていて注目されている。この他にも多くの分野でプレプリント・サーバーが出ており、最近のITや5Gなどの通信関係は迅速性を求めるが故に、その利用が増している。プレプリント・サーバーに掲載された論文は、いつでも訂正可能なので、同じ目標を持つ同志で意見のやり取りをし、訂正を繰り返しながら論文内容の完成度を高めることができる。人工知能分野でも積極的な活用が行われており、たとえばアルファ碁で有名になった人工知能の「アルファゼロ」の論文はプレプリント・サーバーに公開された。さらには通信大手のNTTなどの大手企業も研究成果をプレプリント・サーバーに発表するようになってきており、プレプリント・サーバーが進化していることが理解できる。完成度の高い論文の投稿が多くなるにつれ、従来の査読ありのジャーナルよりも迅速性、利便性が評価され、価値が高くなっているとみる向きもある。例えば、物理学などの先行分野では、最新の情報を探す場合は、査読ジャーナル論文ではなくプレプリントをまず探すことがすでに常態化していると聞く。

他方で、ヒトという生身に直結する医学の分野では、論文発表に関する変革の機運は、これまでは乏しく、保守的な運用が続いていた。たとえば、New England Journal of Medicine や Cell, Nature などの超一流誌は、少しでも他で発表された内容の論文は、投稿を受け付けないように規定されている。したがってプレプリントで発表された場合、それはブラッシュアップされたとしてもこれらの一流誌は、基本的には現時点でも投稿を受け付けてこなかった。しかしながら、物理、数学、ＩＴなどサイエンスの他領域の流れに影響を受けてか、最近流れが変わりつつある。すなわちプレプリントで出された論文も、投稿規定に沿ってきちんとした論文の形に仕上げて投稿された場合は、査読される可能性が出てきた。これは医学に関係するわれわれにとっては大変に大きい変革である。生物系のプレプリント・サーバーでは２０１３年にスタートした BioRχiv（バイオアーカイヴ）が有名で、これにはコールド・スプリング・ハーバー研究所が関与している。２０１９年にはMedRxivがエール大学、コールド・スプリング・ハーバー研究所、British Medical Journalを中心に医学に重点を置いてスタートした。この様な状況を受けて、権威あるサイエンス誌でさえ、生物学分野でプレプリントの存在が急拡大している事を正式に記事として取り上げるに至った。査読を経てきちんとした論文になっていないものを認めるわけにはいかないとの当然の声が聞こえる一方で、他の先端的科学分野で後戻りできないほどに発展・進化しているプレプリント・サーバーに期待する向きも大きい。特に、投稿者にとっては査読を待たずにその成果をいち早く公開して一定の先取権を確保できることは大変大きなメリットであり、あるいは、これまで科学の発展を支えたジャーナルの購入費が高騰し、投稿料自体も高騰している現状も鑑みると、無料で迅速に論文にアクセスでき、また投稿もできるプレプリント・サーバーは、多くの研究者にとって大変ありがたい存在になりつつある。査読を経ていないために査読論文に比べてその信頼性は担保されない。そのため、読む側の力量も問われ、大げさな解釈や捏造に注意しながら読まねばならないが（図2）、すでにCOVID-19が後押しする形でMedRxivに9，000報を超える論文が掲載されている現状もあり、今後、医学の世界でもこの利用が飛躍的に進むかもしれない。

プレプリント・サーバーは早く発表できるという利点のほかに、社会問題のリアルタイムな解析に重宝されつつある。たとえば、2020年のCOVID-19についての科学者の興味の動向調査を、林先生らはプレプリント・サーバーを用いて解析した。これまではジャーナルに発表された論文

（図2）

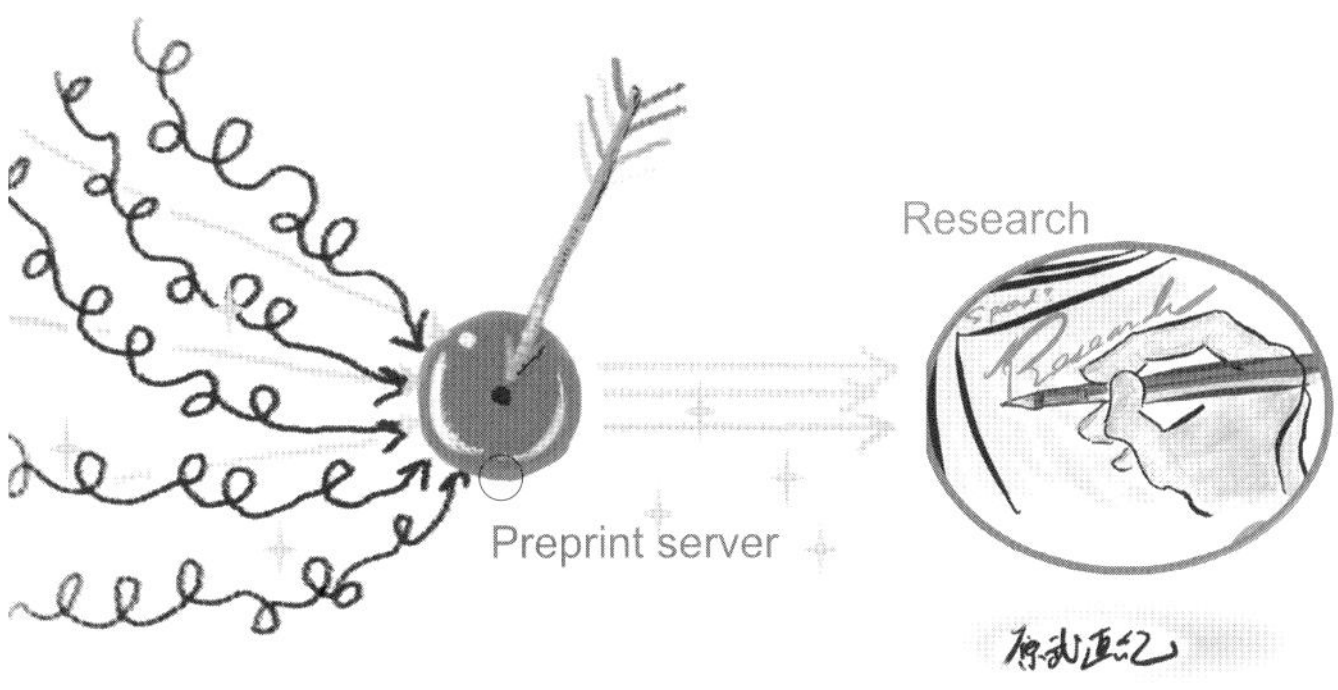

玉石混淆の状態の多数の論文から、プレプリントサーバーを利用して「石」にあたる論文を淘汰し、「玉」にあたる論文を自分の研究につなげていくことが大事。

とその引用状況を調べて、はじめて動向を知ることになるので、自ずと時間がかかった。しかし、プレプリント・サーバーに投稿された膨大な論文を、タイトル、キーワード、概要を手がかりに分析すると、短期間で様々な事が明らかにできた。たとえば、興味のある項目のまとまり（クラスター）を図示してみると、一番右側に社会・経済・政策や肺画像診断のクラスターがあり、中間に情報・データ分析のクラスターが位置している。そして一番左に治療薬やワクチンのクラスターがあり、さらに、治療薬やワクチンの開発に必要なゲノム解析や、感染機構に関連すると思われるトピックのクラスターが並んでいる。このようにあるテーマについての研究分野間の繋がりの近さや遠さを、非常に迅速に知ることができる。さらに、社会の興味が症状などから治療薬やワクチンへ時間とともに移っている時間的推移をも知ることができた。

　プレプリント・サーバーの論文には玉石混淆がある事を承知しなければならないが、多くの研究者の目に触れることで、「石」にあたる論文の投稿が自然淘汰されるようになるのは必然かもしれない。医学分野におけるプレプリント・

サーバーの動向が注目される。

本稿は次を参考にした。

・小柴 等、林 和弘、伊藤 裕子「COVID-19 / SARS-CoV-2 関連のプレプリントを用いた研究動向の試行的分析」、NISTEP DISCUSSION PAPER、No.186、文部科学省科学技術・学術政策研究所. DOI: http://doi.org/10.15108/dp186

・M-hub（メルク）のウェブサイト、その他。

第12話

最近、あらためて不思議に思った事（その3）

前冊からの続き

イルカと魚

イルカは哺乳類で魚は魚類。これは小学生でも知っている。イルカは哺乳類であるので、当然、肺呼吸をする。通常は3分～5分間隔で水面に頭を出して、頭の上にある呼吸孔で肺呼吸している。呼吸孔は一つの穴に見えるが、中には仕切りがあって二つに分かれている。つまり鼻の穴は二つあるのだ。イルカは声（音）を出すが、この呼吸孔を使って出している（声帯がないので口からは音を出せない）。一方で魚は、鰓呼吸のためにいちいち水面に頭を出す必要がない。ところで同じ水中で暮らすイルカと魚、睡眠のとり方の違いはどうであろうか？

魚は瞼がないので、眠っているかいないのか、分かりづらい。基本的にはあまり動かず、じっとしているように見える時が眠っている時らしい。夜間に眠るものもいれば昼間に眠るものもいるようだ。眠り方も、砂に潜って眠るもの、海藻にぶら下がって眠るもの、岩陰で眠るもの、共生のイソギンチャクの中で眠るもの、体を横にして眠るもの、ただじっとして眠るものなど、魚の種類により様々らしい。そういえば、魚にも人間と似た睡眠サイクルがある事を、スタンフォード大学などのグループが２０１９年にNature誌に報告し、その道に興味のある方々から大きな注目を浴びているようだ。Nature誌に掲載されるくらいだから、たかが魚の睡眠と馬鹿にはできないくらい凄い発見なのだろう。魚もちゃんと眠るという事、しかもレム睡眠とノンレム睡眠の周期があるという事を、ゼブラフィッシュを用いて特殊な観察法で明らかにしたというのだから！（知らんけど！）。

彼ら魚はいちいち水面に出る必要はないので、眠るのにさほどの工夫は必要ないであろう。一方でイルカは肺呼吸なので、そうはいかない。それではイルカは睡眠時にはどうやって肺呼吸しているのであろうか？　いくら何でも呼吸のために頭を水面に出したまま眠ることはないだろう。このような他愛もない疑問を持つと、夜も眠れなくなる。これは昔からの習性だ。そこで早速調べてみた。するとあるわあるわ、いくつものブログにそれらしい記述を見つけた。イルカはちゃんと眠るのだが、その方法は半球睡眠という独特な方法で、泳ぎながら眠るようだ。半球睡眠とは右脳と左脳を交互に休ませる睡眠方法とのこと。右目を閉じて右半身と左脳を休ませる時間と左目を閉じて左半身と右脳を休ませる時間を、ほぼ1分ずつ交互に繰り返し、合計300〜400回行うことでイルカは1日に必要な睡眠量を確保しているそうだ。すなわち睡眠中は体と頭の半分は休んで、半分は起きている状態にあるのだ。体を半分ずつ交互に休ませながら、呼吸が苦しくなったらそのつど(つまり数分ごとに)水面に上がって呼吸を行うのだから器用としか言いようがない。因みに雑学グリコやMomotopiというブログによると、睡眠方法は水平や垂直に浮かびながら眠る方法と他のイルカと併走するようにゆっくり泳ぎながら眠る方法があるらしい。半球睡眠を行っているのはイルカだけではなくて、長距離移動をする渡り鳥にも同じ行動が見られるとのことだ。う〜ん、なるほど、何となく納得！　そのようなことができるメカニズムについて知りたいところだが、残念ながら現時点では不明らしい。是非解明してもらえると、それを応用することで忙しい人たちがさらに時間を有効に使えるようになるかも。ただし、私にはそんなことは不要で、布団の上でぐっすりしっかりと眠りたいものだ……。哺乳類は人間と同じようにレム睡眠（浅い眠り）とノンレム睡眠（深い眠り）を繰り返しながら睡眠をとるが、イルカが半球睡眠をする際は基本的にノンレム睡眠の状態のみでレム睡眠にはならないそうだ。理由はこれも不明のようだが、短時間で脳を休める必要があるためとか、緊急事態でも体をすぐ動かせるようにするためとか考えられている。

さて、不思議ついでに尾びれの不思議について。イルカやクジラの尾びれは水面に対して水平についているが、魚の尾びれは垂直についている。魚は尾びれを左右に振って前に進むが、イルカは、尾びれを上下に動かして前に進む。この尾びれの付き方の違いは何だろうか？　突き詰めると、爬虫類と哺乳類の違いから来るものらしい。

そもそも脊椎動物の進化を大雑把に見ると、魚類から進化して両生類が生まれ、さらにそこから進化して爬虫類が生まれた。すなわち魚と爬虫類は、魚と哺乳類よりずっと近いのだ。爬虫類は、陸上を4本足で歩く。たとえばトカゲの動き方を想像して欲しい。彼らは体を大きく左右にくねらせて歩く。体全体を左右に振りながら進む運動は魚と同じではないか。それに対して、哺乳類の歩き方や走り方を想像して欲しい。たとえばトラや馬の走り方を見ると、体を左右に振ることはなく、背筋と腹筋を上手に使いながら体全体を上下に動かすことで地面を進む。体を左右にくねらせる魚や爬虫類が尾びれを持つとすれば、縦型のほうが効率的だ。体を背腹にくねらせる哺乳類が尾びれを持つとすれば、横型のほうが良い。つまり、もともとの体の動かし方の違いが、尾びれの付き方の違いというのだ（なるほど！）。

陸上の生物は、元々は水中で暮らしていた生物に足が生えて上陸できるようになった、と小さいころに教わった気がする。イルカやクジラも、大昔に海から陸上に上がり、陸上で4本足の哺乳類として生活していたが、再び海に戻った生物という事になる。もともとはカバと共通の祖先を持っていたらしい。これまで漠然と、進化とは海から陸への方向と思っていたが、陸から海への逆方向の進化もあるという事だ。陸から海へ向かった理由は敵から身を守りやすくなるからとか、食料がより豊富だからなど、様々な理由が考えられている。

イルカやクジラがカバと共通の祖先から進化したとの研究成果は、東京工業大学の先生方が分子系統学的な手法を用いて解析して得たもので、日本人として嬉しい（図）。確かに陸上では重そうに動くカバも、水中ではかなり上手に動く（泳ぐ）ので、何となく分かる気がする。4本足の前足は胸びれになり、後ろ足は退化したらしい。胸びれには指の骨が5本ある。2006年11月に第4のヒレを持つイルカ（はるかと命名された）が発見されたが、この第4のヒレは、退化した後ろ足の証と考えられている。「はるか」は和歌山県太地町沖合で追い込み漁により捕獲され、同町立くじら博物館などで飼育されていた。「はるか」は、生殖器と肛門《こうもん》の間に、手のひら大の一対の腹びれが確認され、奇形ではなく先

（図）

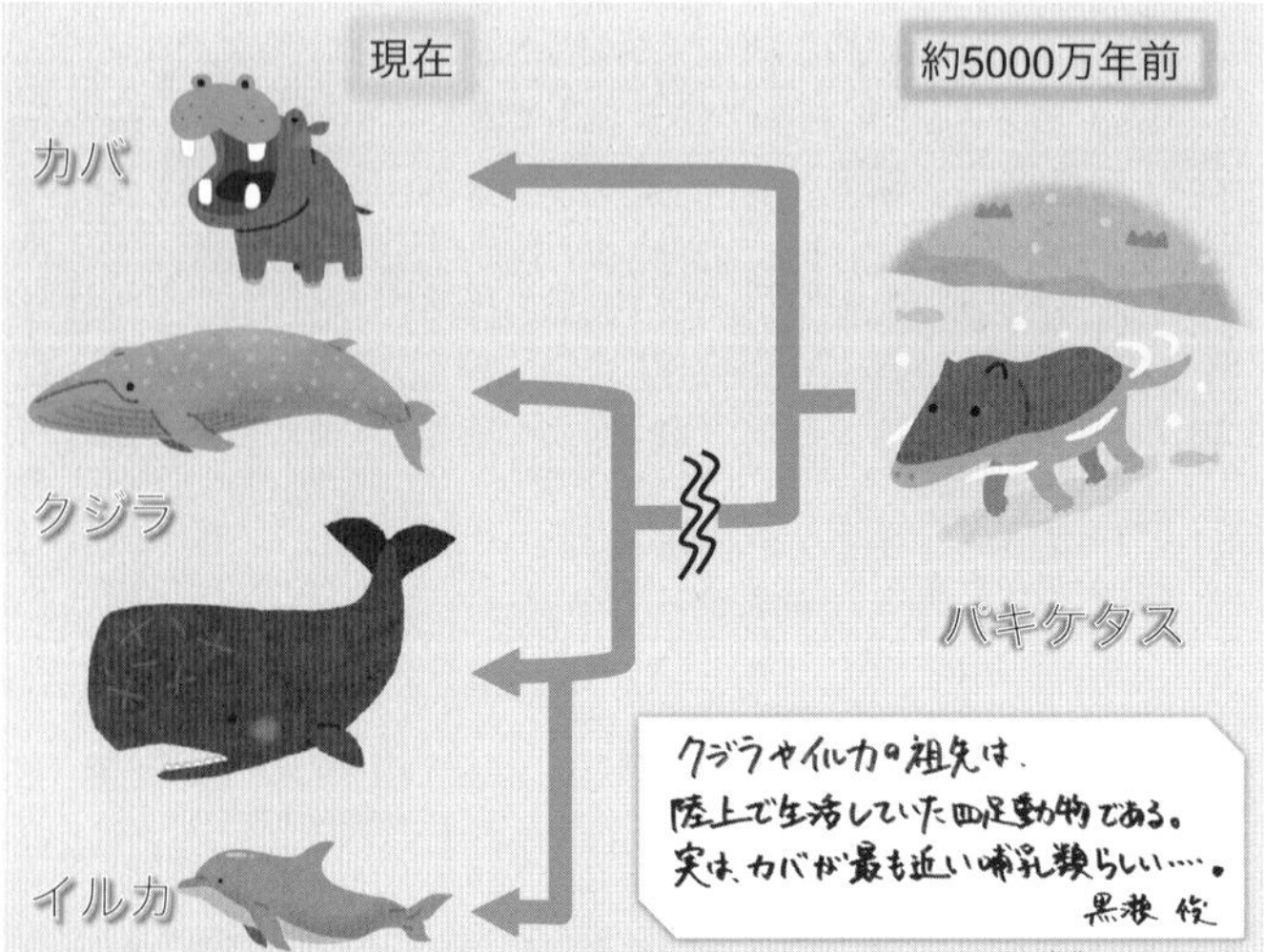
現在
約5000万年前
カバ
クジラ
イルカ
パキケタス
クジラやイルカの祖先は、
陸上で生活していた四足動物である。
実は、カバが最も近い哺乳類らしい……。
イラスト出典：いらすとや

祖返りと判断されたようだ。「はるか」の出現により、イルカには確かに後ろ足があったことが、確信されたようだ。

ところでよく考えると、水中から陸上へ進化した後に、また、水中に戻るのであれば、その際に肺呼吸から鰓呼吸に戻れば、呼吸のためにいちいち水面に鼻を出す必要がなくなるのにと思うが、進化ではそうはいかないらしい。重要な器官については、一度失ったら元に戻す事はできないという進化の法則があるからだそうだ。ただ、進化とはより便利な方向へというのであれば、元通りに鰓呼吸に戻りはしないのだろうか？　そうであれば、数万年後のイルカは、変化してまた鰓呼吸に戻っているかもしれない。

本稿はweb上で検索した多くの関連ブログや関連文献を参考にした。

第13話

最近、あらためて不思議に思った事（その4）前冊からの続き

ウイルスは悪いだけの存在？

２０２０年は新型コロナ感染症一色となった。経済は落ち込み、東京オリンピック・パラリンピックは延期された。仮に近々に日本で感染収束の見込みがたっても、海外の状況を考えると、この感染症は容易には収まらないように感じる。そのため、延期されたオリンピックの２０２１年開催も危うく感じるが、何とか開催し成功させて欲しい。これまでも感染症が世界を変えてきた。ヨーロッパを中心に世界中に流行したペスト（念のために記すが、ペストはペスト菌という細菌が原因であり、ウイルスではない）やスペイン風邪（これはH1N1亜型インフルエンザウイルスが原因である）について、多くの方は知っていると思う。今回の新型コロナ感染症も世界中で生活様式を変え、社会生活、とりわけ経済界に大きな負担を強いることを、まざまざと見せつけた。ウイルスは次々に変異を繰り返すので、感染源として厄介だ。それではウイルスは厄介な病原体としてだけの存在だろうか？　いや、そうではないところが面白い。

そもそもウイルスはいつ頃出現したのであろうか？　諸説あるが約40億年前

に原始細胞の誕生と同じ時期に生まれたのではないかと言われている。他方で、現代のわれわれに繋がる猿人の出現が６００万年前、原人が２４０万年前、旧人が60万年前、そして新人（ホモサピエンス）が20万年前とされている。ウイルスから見ればわれわれは赤子も同然である。先輩格であるウイルスは、後に生まれてきた生物に感染し、そのゲノムに入り込むことにより、その生物の進化に寄与してきたことが明らかになりつつある。すなわちウイルスは病原体として厄介ではあるが、生物の進化に寄与しているので厄介者とだけ認識するのは間違いである。

ウイルスは約５４００種類くらいあるそうだが、まだまだ未知のものがあるらしい。ウイルスは核酸とそれを包み込むタンパク質の殻でできている。そして核酸の種類と増える方法によって大きく７つに分類される。たとえば、核酸はＤＮＡかＲＮＡか、存在の仕方は１本鎖か２本鎖かなどで分類される。１本鎖ＲＮＡにはプラス鎖、マイナス鎖、逆転写の３種類があるので、これらの組み合わせで7つに分類される。今、世界を席巻しているコロナウイルスは1本鎖RNAウイルス［プラス鎖］である。他方で、進化に寄与するとされるレトロウイルスは1本鎖RNAウイルス［逆転写］であり、分類上は別である。ウイルスは自分自身では増える事はできないが、遺伝子（核酸）を持っているので、生物の細胞に入り込めれば、その細胞の力を借りて増えることができる。すなわち細胞外にいるとただの遺伝子（核酸）の塊であるが、細胞内に入り込むと自主性を持った生物として振る舞えるということである（ウイルスはしばしば生物か非生物かで議論になるが、どちらとも言えるような曖昧な存在ではある）。

さて、進化に寄与するレトロウイルスについて説明する。進化に寄与するのであれば、1世代の体細胞に感染するだけではだめで、子々孫々に至るまで、そのウイルスゲノムが伝わる必要がある。そのためには、ウイルスが生殖細胞（精子や卵子、初期の受精卵）に感染し、そのゲノム中にウイルスのゲノムが取り込まれる必要がある。レトロウイルスはそれができるのだ。ヒトなどのゲノムに取り込まれたレトロウイルス由来のゲノムは、内在性レトロウイルス（Endogenous retrovirus, ERV）と呼ばれ、何と全遺伝子の８％も占める。レトロウイルスは自分の持つＲＮＡを、感染した細胞内でＤＮＡへ変えて（逆転写と言う）、その細胞内にある染色体に組み込んで増殖する。

この内在性レトロウイルスがヒトの進化に寄与した事実は、２０００年に胎盤の研究で示された。哺乳類は母親の子宮内で胎児を育てることから、胎児の生存率は格段に増した。母親と胎児を繋ぐ胎盤は、胎児に栄養と酸素を送り、老廃物を受け取る役割を担っており、その役割は動物の種類が異なっても、基本的には同じである。一般的に哺乳類では、心臓、肺、肝臓などの臓器には動物の種類によりサイズの違いはあっても、構成細胞や機能は基本的に同じである。ところが、胎盤は機能面では同じであるのに、大きさ、形、構成細胞に著しい違いがみられる。そのために、胎盤を調べることは、それぞれの哺乳類の進化の解明に繋がると考えられるので、胎盤を用いた進化の研究が盛んになっている（図）。

　胎盤の進化に関わるウイルスは、約4、000万年前に霊長類に感染し、そのゲノムに取り込まれて内在性レトロウイルス（HERV-Wと呼ばれる）となった。その内在性レトロウイルスは胚の母親への着床時以降に栄養膜合胞体の形成に役立っていることが明らかになり、胎盤の進化を研究している研究者に衝撃を与えた。この内在性レトロウイルスはシンシチン（Syncytin）というたんぱく質となって胎盤の

（図）

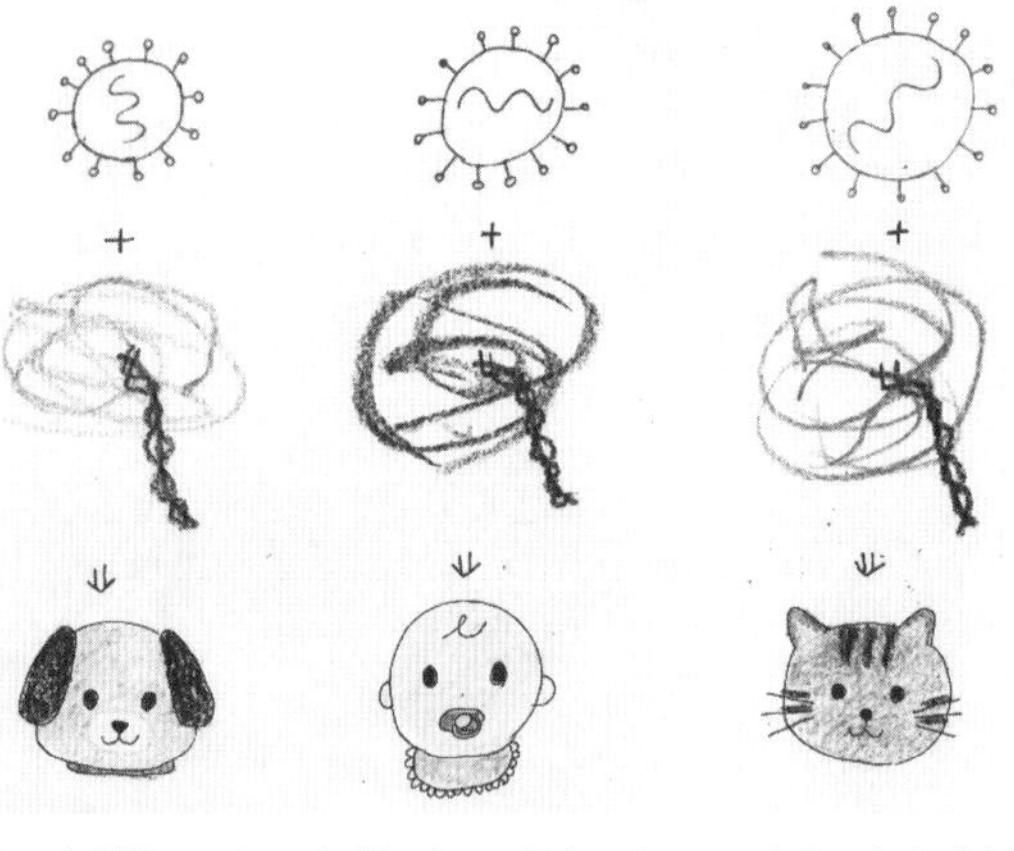

同じ胎盤という臓器ではあるが、種によって異なるウイルス由来のたんぱく質が、それぞれの発育を手助けしている。中段の胎盤のシューマは最も記憶が新鮮であろう。次女（生後３ヵ月）に手伝ってもらった。

森永 哲成

栄養膜合胞体を作る。栄養膜合胞体は膜を作り、母親のリンパ球が胎児に入り込むのを防いでいるが、これは父親の遺伝形質も持つ胎児を母親の免疫反応から守るためと考えられている。他方で、胎児の発育に必要な栄養分や酸素は十分に通過できる。このような素晴らしい仕組みの形成にヒトのゲノムに取り込まれたウイルスゲノム由来のシンシチンが役立っているのだ。さらにシンシチンの由来となる内在性レトロウイルスは、すべての動物種で同じウイルスではなく、異なるウイルス由来であることも分かった。ウイルス遺伝子の起源が同じでないことは、各動物種がそれぞれ独自にウイルス遺伝子を獲得し進化してきたことを示唆している（図）。東海大学の今川和彦先生らは、「過去5、000万年の間に、10種類以上のウイルスが様々な動物のゲノムに入り、それぞれの胎盤ができたようだ」と提唱している。という事は、現在のヒトの胎盤も新しいウイルス遺伝子の獲得によって、さらにベターな胎盤に変わりうるという事だ。何万年後かには、ヒトの胎盤はもっと進化しているかもしれない。

今回はウイルスが胎盤の進化に役立っていることを記したが、哺乳類の脳機能の進化にもウイルスが役立っている可能性も指摘されている。彼らは複雑になった脳の働きを、ウイルスがもたらす新たな遺伝子が制御していると考えているようだ。

以上、今回はレトロウイルスが進化に役立っていることを記した。レトロウイルスはヒトなど他の生物のゲノムに入り込み、そのウイルス遺伝子由来のたんぱく質を作る。そしてそのたんぱく質がそれまでになかった働きを宿主の生物に与えることで、その生物は進化するという過程を理解いただけたと思う。最近、ウイルスとヒトの進化で大きな研究成果があった。進化に関与するウイルスとして、内在性レトロウイルスのみが知られていた。しかし、最近（2010年）、大阪大学微生物病研究所（現在は京都大学）の朝長啓造先生らは、レトロウイルス以外のRNAウイルスの一つ、ボルナウイルスが生物のゲノムに系統的に取り込まれ、内在化することを明らかにした。すなわちレトロウイルス以外にも進化に寄与するウイルスが発見されたのだ。極めて画期的な発見であり、これから進化に果たすウイルスの役割について、さらに多くの知見が得られると期待される。

今回参考にした主なものは次の通りである。山内一也著「ウイルスと地球生命」（岩波書店）、Nature careers「太古に感染したレトロウイルスが、胎盤の多様性の原動力だった」（２０１３年９月12日）、いちご畑よ永遠に（旧 yahoo blog）など。

第14話

遺跡はなぜ地下に？

2020年7月5日、300年余前の富士山噴火で埋もれた家屋が発掘調査で確認されたとのニュースが流れた。静岡県小山町須走地区において、1707年の宝永噴火で火山灰が3mほど降り積もって埋没した集落の一部を発見したとの事である。地下2mほどのところで、直径10㎝ほどの黒く焦げた柱が直立した状態で見つかり、家の壁やわらぶき屋根の一部も燃えた破片として見つかった。さらに畑の一部も見つかった。以上のニュースを見聞きして思い出したのが、イタリア・ナポリ近郊のポンペイの遺跡である。西暦79年8月24日（約2000年も前の日付が分かるとは凄い！）にベスビオ火山が大噴火し、町は数日で完全に地中に埋まり、約1万人が死亡したとされる。母親が火砕流から逃れるように幼子を庇った姿勢で倒れている母子の遺体の様子や、綺麗な街並み、車道と歩道が区分された道路、美しい色彩が保持された壁画を有する家などを思い出される方も多いと思う（図1）。町全体が短期間のうちに完全に火山灰に埋もれたため保存状態が良く、当時の日常生活、たとえばパン屋さんやクリーニング屋さん、居酒屋の状況などを先ほどまであったかのように感じることができる（行ったことないけど！）。約2、000年近くも前の都市機能の日常を垣間見ることができる点で、悲しくも素晴らしい遺跡である。条件が整えば、ポンペイのように、街並みや家並みが細部まで保存された状態で見つかることになる。家屋はほとんどが石造りだったため、火災から免れたのであろう。他方で、日本の場合は木造住宅であり、屋根もわらぶきなど燃えやすい素材が多かったために、ほとんどは燃えてしまい、残骸しか残っていない。今回の須走地区と同様の遺跡として群馬県の黒井峯遺跡がある。これは今から約1、500年前のもので住居跡や水田、畑、祭祀跡、さらには甲冑

（図1）

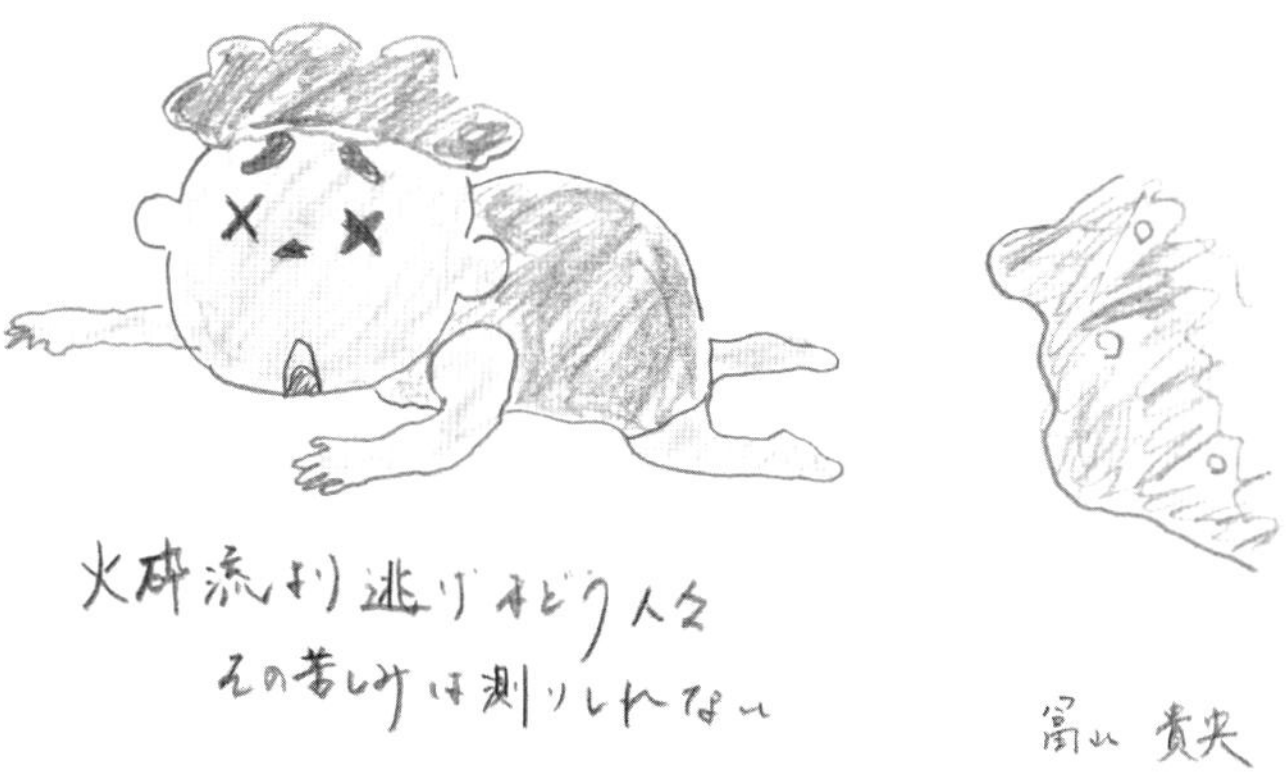
火砕流より逃げまどう人々
その苦しみは測りしれない

を装着したままの人骨など多様なものが見つかっており、ムラ同士の争いが伺える。また、鹿児島では、桜島が１９１４年に大噴火をおこした結果、多くの集落が火山灰で埋もれた。黒神地区では火山灰に埋もれた鳥居の上部約１ｍ程度が突き出た形で残っており、地下には当時の集落が埋まっている。

さて、前置きが長くなったが、上記のような火山灰で埋もれた遺跡は、地面を発掘して見つけるのは当然である。他方で、火山活動に関係ない遺跡が地面を掘って見つかるのは、どうしてだろう。すなわち、なぜ遺跡は地下にあるのか。小学生が抱くような疑問であり、何となくは分かるが正確には説明できない。たとえ

（図2）

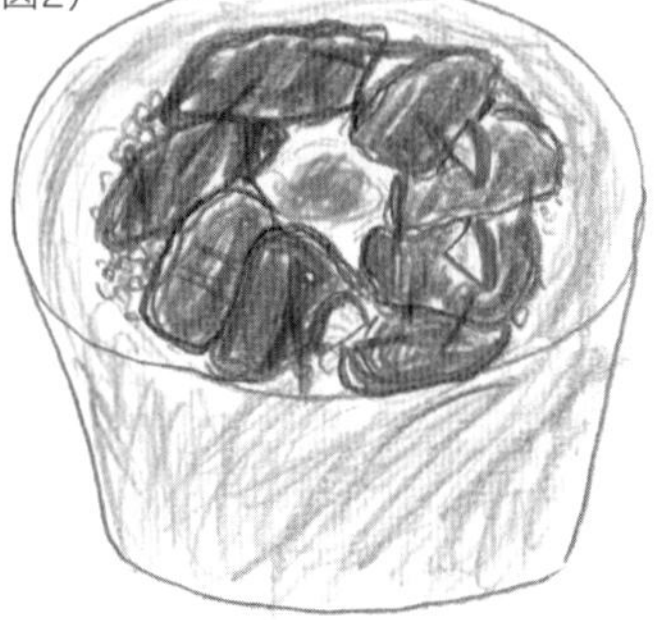

吉野ヶ里 歴史レストランのステーキ丼
彩り鮮やかで食欲をそそる。
古代米を使っているとのこと。
一体、どんな味なのだろうか？ （高山 貴史）

ば、約30年前に発見された吉野ヶ里遺跡は素人にも有名であるが、これも地下に埋まっていた。この遺跡は佐賀県を東西に走る脊振山系の南側の丘陵地帯で、佐賀市と鳥栖市の中間付近に位置する。たまたま佐賀県がこの辺りに工場団地を開発することになり、事前に発掘作業を行った。その過程で、魏志倭人伝の「邪馬台国」を彷彿とさせる、外壕と内壕の二重の環壕からなる遺跡であることが分かり、一躍全国区となったのでご記憶の方も多いと思う。私は二回訪れたが、個人的には甕棺に入った首のない人骨や矢尻の刺さった人骨などに強い印象を持った。これらは「魏志倭人伝」中の倭国大乱を思い起こさせ、確かに昔、この地で残酷な戦があったことを感じる。この吉野ヶ里遺跡はどれくらいの深さの地下にあったか定かでないが、約2、000年前の遺跡であることから地下1～2m前後であったであろう。現在は発掘作業を続ける一方、一部は公園として開放されている。公園内を散策すると、復元された櫓や防御柵、環濠などで、古の生活を想像することができる。余談であるが、歴史公園内入口にあるレストランの黒毛和牛ステーキ丼は値段の割にとっても美味しい（図2）。訪れる際には是非食して欲しい（責任持てんけど！）。

ところで、本題の「なぜ遺跡は地下にあるのか」に戻る。車を屋外に長く駐車しておくと、車の屋根に砂ぼこりが溜まる経験をする。そう、そもそも空気中には砂ぼこりが舞っているのである。それが毎日毎日積もっていけば、1、000年単位の長い年月の間には地下に埋もれてしまう事は想像できる。砂ぼこりは風に吹かれて近辺から飛来することもあろうが、遠くから飛来することもある。遠くからのものとしては、黄砂が有名である。黄砂現象は春先に多いが、これは東アジア内陸部の砂漠（タクラマカン砂漠、ゴビ砂漠、黄土高原など）から、はるか離れた地点まで細かな砂粒が飛来し、地上に降り注ぐものである。このため、日本では春先には目で確認できるほどの黄砂が偏西風に乗って飛んでくるため、気象庁では黄砂情報を発信しているほどだ。なるほど、このような黄砂が長年飛来し続ければ、当然のことながらそれらは地上に少しずつ堆積していく。このため、1、000年単位になると、昔の地上と今の地上は当然異なり、今の地上が相当に高くなっているであろう。調べてみると1年間で1㎜程度は積もるそうである。そうすると100年で100㎜（10㎝）、1,000年で1,000㎜（100㎝／1ｍ）となる。すなわち2,000年前の遺跡であれば、今よりも約2ｍ下にあることになる。先ほどの吉野ケ里遺跡の深さを推定した理由である。ただ、事はそう簡単ではなく、天変地異の影響は無視できない。たとえば洪水が起こると土砂の流出や堆積が起こるため、この様な事も合わせて考慮しないといけない。いずれにしても日本では多くの地点は少しずつ高くなっていると考えられる。（そうすると逆に考えるとタクラマカン砂漠などは少しずつ平均高度が下がっているのであろうか？）。

Wikipediaによると、東アジア内陸部の砂漠では上空10ｍの平均風速が5㎧を超えると、局所的に地面から砂塵が舞い上がり始めるらしい。そして砂塵嵐によって砂が巻き上げられる高さは推定で上空7－8㎞となる。そうすると日本では平地だけではなく、山の上にも積もっていくことになる。だとすれば、山の高さも少しずつ高くなっているのであろうか？　山頂付近は強い風が吹くことが多いので、堆積する暇はないかもしれない。しかし国土地理院の２０１４年４月１日付けの報告では、以前に比べ全国で48の山が１m高くなり、39の山が１m低くなったということである。有意差はないであろうが、高くなった山の方が多いのは、やはり黄砂などの影響が少しはあるのであろうか？　また、低くなった山は強風で山頂付近が削られたせいであろうか？（考えると夜も寝られなくなる）。山の高さの測量が始まったのは１８８０年のことであるから、２０１４年の測量から１３４年前である。１年１㎜の堆積が山でもあると仮定すれば、13㎝余りは高くなっているかもしれない（知らんけど！）。もっとも標高が変わった理由としては、測量の精度が向上したことや、東日本大震災のような地殻変動を理由に挙げる人が多いが、黄砂も可能性の一つに入れて欲しいものだ。

地球上のある地点では地面が風雨で削られ、砂塵が舞い、あるいは流れ、その結果、別の地点でこれらが堆積する。その結果、長い年月の末には深くえぐられる場所と厚く堆積する場所ができる。しかし、地球全体で見ると、プラスマイナスゼロで均衡している。何か壮大な循環を感じる。

第15話

2個の数字を含む4文字熟語

東京駅のすぐ北側に貸し会議場があり、そこでしばしば各種の会議が開かれる（最近はオンライン会議が増えて、集合しての会議自体は著減しているが）。羽田から東京駅に着いて、会議の開催まで少し時間がある時は、駅ビル内の書店に立ち寄ることが多い。講談社のブルーバックスや岩波新書には興味をそそるようなタイトルの本が多い。例えばブルーバックスには、自分の仕事に関係するものが多くなる傾向はあるが、「ウオーキングの科学」、「こころはいかにして生まれるのか」、「意識と無意識のあいだ」、「進撃の巨人と解剖学」など、つい手に取りたくなるものが多い。自分の仕事とは関係ないが、数学に関係するものも時に手に取る。「数の世界」、「やじうま入試数学：問題に秘められた味わいのツボ」、「逆問題の考え方：結果から原因を探る数学」など、面白そうな本がある。他方で「いやでも数学が面白くなる：勝利の方程式は解けるのか？」など、挑戦的とも思えるタイトルの本もある。その中で最近、「美しすぎる数の世界」という清水健一さんが書いた本を読んでみた。副タイトルに「金子みすゞの詩で語る数論」とされていたからである。数と詩に何のつながりがあるのだろうかとの興味もあった。

金子みすゞは薄幸の童謡詩人である（図1）。家庭の不遇から26歳で自死している。彼女の詩には、弱い者への優しい労りの心、何気ない自然現象を的確に優しくとらえる心が溢れている。何気ない日常の中には、われわれが見過ごしている、あるいは気づかないでいる不思議がいっぱいあることを、極めて純粋な視点で捉えている。みすゞの詩を読んだ後は優しく穏やかな気持ちになる一方で、物悲しい気持ちにも襲われる。それ

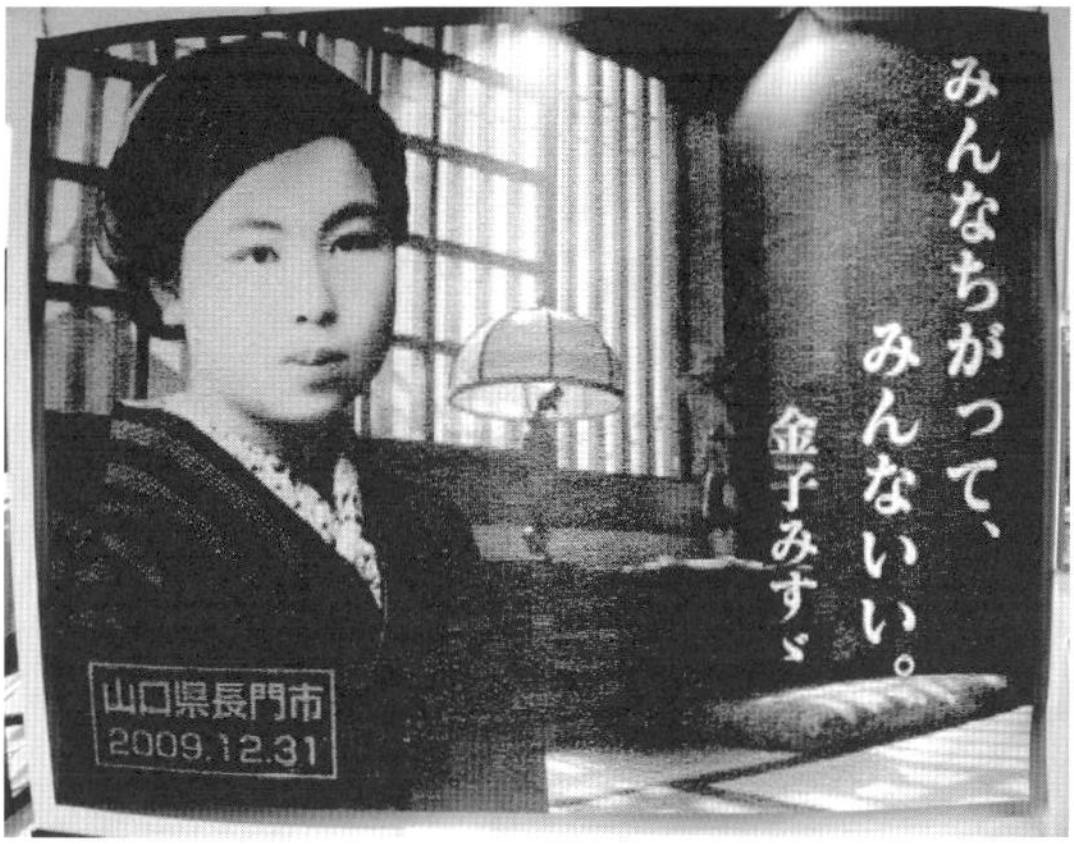
みんなちがって、
みんないい。
金子みすゞ
山口県長門市
2009.12.31

図1. 金子みすず記念館にて（伊勢田憲史君提供）

は彼女の純粋な心と薄幸が背景に感じられるからであろうか。清水健一さんは数学にも思いがけない美しさや不思議さが満ち溢れており、それが金子みすゞの詩に繋がると指摘している。不思議さの例として次のようなことを挙げている：「各辺の2等分線が1点で交わる性質も、当たり前と理解はされているが、不思議である。また、同じ三角形で3つの内角の2等分線、3本の中線、頂点から対辺に下した3本の垂線も1点で交わる。さらに3本の垂直二等分線の交点、3本の中線の交点、各頂点から引いた3本の垂線の交点が一直線上に並び、その距離の比が1：2になるという事実には、驚愕するしかない」。なるほど、図を書いてみると不思議さを実感できる。確かに不思議で美しい。金子みすゞの詩の根底にある不思議を見つめる視点と、数学に内包される不思議を見つめる視点に共通点を見出した感性に乾杯。同時に日々の業務に追われ、また、画面ばかりを眺めて周囲の自然界の営みに目が行かない現実を反省するばかりである。

ところでその本には素数の法則、2次式、完全数など、数学や数字の不思議が紹介されている。かなり難しい点もあるが、四六時中考えている訳にはいかない。そのときにふと、四六時中は4×6＝24で、一日に相当する時間とたわいもない考えが浮かんだ。そう言えば4文字熟語に数字が含まれるのは、意外に多いな～などと考えているうちに、少し調べる気になった。4文字熟語の中に数字が2個含まれるのは多いので、四六時中に倣い、二つの数字の掛け算をして、小さい順に列挙してみた。

一番小さいのは0・5のようである。半を0・5と考えると、一言半句（ほんの少しの言葉、ちょっとした言葉の意味）、一文半銭《いちもんはんせん》（ごくわずかの金銭のたとえ）、一知《いっち》半解《はんかい》（少ししか分かっておらず、十分に理解していないこと）などの熟語が見つかった（あまり使わないけど）。

次は1である。これは結構多くて、しかも良く使う。一言一句、一進一退、一

（図2）

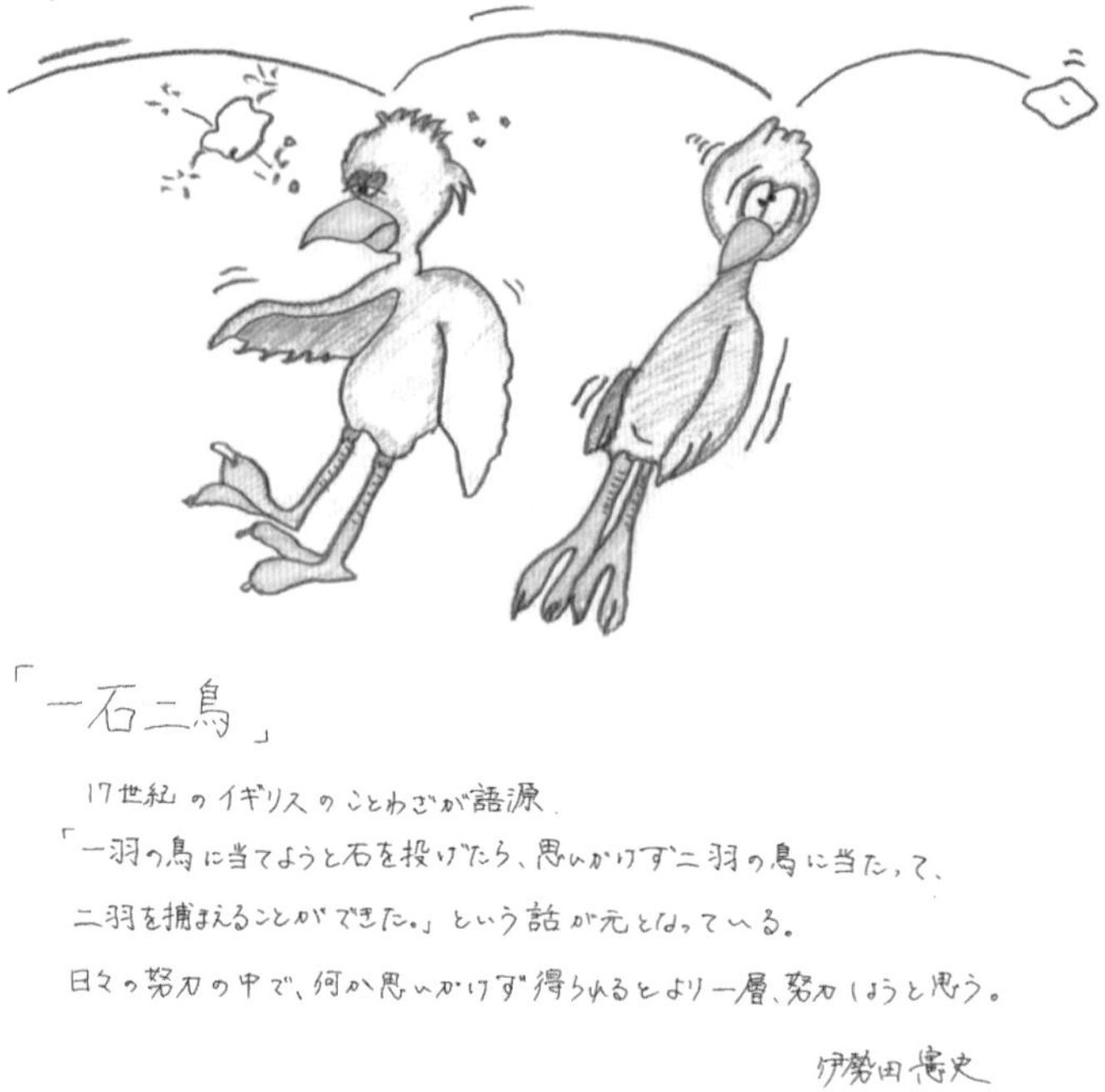
「一石二鳥」
17世紀のイギリスのことわざが語源
「一羽の鳥に当てようと石を投げたら、思いがけず二羽の鳥に当たって、
二羽を捕まえることができた。」という話が元となっている。
日々の努力の中で、何か思いがけず得られるとより一層、努力しようと思う。
伊勢田憲史

利一害、一期一会、一日一善、一朝一夕、一長一短など。使用頻度が高いだけに、意味は十分理解でき、説明は不要と思う。

2になるもの。これも多い。一石二鳥（図2）、唯一無二、二者択一などで、使用頻度も高い。

続いて3になるもの。掛け算で3であるから、1と3が含まれた熟語である。三位一体は行政改革などでしばしば出てくるので、意味は理解できるが、もともとはキリスト教の用語で、父である神と、神の子であるイエス・キリストと、聖霊の三つは一体のものであり、一つの神が三つの姿となって現れたものという考え方らしい（何か難しい！）。その他は日常的に使う事はあまりないと思うが、次のような熟語がある。一刀三礼《いっとうさんらい》、一月三舟《いちがつさんしゅう》、一行三昧《いちぎょうざんまい》、一日三秋《いちじつさんしゅう》など。

4になるものは意外に少ない。1と4の組み合わせか、2と2の組み合わせである。遮二無二、一天四海《いってんしかい》などがある。

5は1と5の組み合わせしかないが、相当する熟語を見つけることはできなかった。

6については1と6か、2と3の組み合わせであるが、前者については、一六勝負（ばくちのこと）というのがあった。後者については二束三文、二転三転、二人三脚などしばしば使う熟語があるが、中には無二無三（一つの事に一心不乱に打ち込むこと、仏になる道に二もなく三もなく、ただ一乗のみという言葉から由来）というあまり使わない熟語もある。

7は1と7の組み合わせしかない。一死七生《いっししちしょう》（何度も生まれ変わることをいう仏教用語）があったが、あまり使わないと言うか、本当に生まれ変われたら良いことがあるかもなどと想像する。

その他にも掛け算で49になるまでの熟語を挙げると以下の様になる。掛け算で8になるのは、八紘一宇《はっこういちう》など、9になるのは三者三様、九死一生など、10になるのは十年一昔など、12になるのは朝三暮四など、15になるのは三々五々など、16になるのは四角四面など、18になるのは三面六臂など、20になるのは四分五裂など、21になるのは三汁七菜、24になるのは四六時中など、25になるのは五分五分など、27になるのは九夏三伏《きゅうかさんぷく》など、30になるのは五臓六腑など、32になるのは四方八方など、36になるのは六言六蔽《りくげんのりくへい》、48になるのは八面六臂、49になるのは七縦七擒《しちしょうしちきん》である。

検索したが見当たらなかった数字としては、5、11、13、14、17、19、22、23、26、28、29、31、33、34、35、37～47があった。もしもご存じの方がおられれば、是非お教え願いたい。

掛け算で50以上の切りの良い数字を見ると、50は五風十雨、60は六菖十菊《りくしょうじゅうぎく》、70は七十古稀、80は無くて90は十羊九牧《じゅうようきゅうぼく》、そして１００は十人十色である。

いよいよ数字が大きくなるが、１０００は一日千秋《いちじつせんしゅう》、1万は万能一心《ばんのういっしん》などがある。それ以上になると、百尋千尋、海千山千、千客万来、億万長者などがある。

さらに無限にあたるものとして、十万億土（この世から極楽に至るまでの非常に長い道のりのこと。また、極楽浄土のこと)、一寸光陰《いっすんのこういん》、光芒一閃《こうぼういっせん》などがあり、数字の観点から見ると、仏教に由来するものが多いようで、熟語ができてきた際の気持ちが何となく理解できる気がする。

第16話

家にテレビがやってきた（電気のおかげ！）

日本でテレビ放送が開始されたのは昭和28年（1953年）だった。奄美大島での開始は、それから10年後の昭和38年と記憶している。当時、私は徳之島に住み、小学校2年生であった。昭和39年になり、父の転勤に伴い奄美大島の名瀬市（現在の奄美市）に移った。奄美大島でテレビ放送が始まったころで、さらに同年10月10日からは東京オリンピックが予定されていた。そのため、7月のある日、我が家では東京オリンピックを観るために、テレビを購入するか否かの一大家族会議が開かれることになった。当時、相当に高額だったと思われるが、父の鶴の一声で購入が決まった時は、飛び上がるほど喜んだ。それまでは夕方になると、テレビを持つ近所の裕福な家庭にお邪魔し、ひょっこりひょうたん島などを皆で鑑賞させてもらっていたが、それを我が家で観られることになるとは、何と凄い事か。子供心にとても嬉しかったことを記憶している。また、当時の高齢の方が初めてテレビを見た時の様子は、深く記憶に刻まれている。たとえば私の祖母はテレビを点けるといつも正座するし、NHKニュースのアナウンサーが挨拶をすると、深々とお辞儀で返礼していた（図）。私たちがテレビの前で走り回ると「（孫たちに向かって）われんきゃ　ぬぅーしゅんがやみぃらー（アナウンサーに向かって）はい～　すぃめーらんやー」と言っていた。共通語に訳すと『（子供たちに向かって）あなたたち、何しているの　もうやめなさい（アナウンサーに向かって）あれま～本当にごめんなさいね』となる。また、美味しい果物やお菓子があると、アナウンサーに向けて、「んきゃげぃてぃたぼれ」『召し上がってください』と言って、テレビの前にそれらやお茶を差し出していた。しばらくはその様なことが続いたが、差し出した果物、お菓子、お茶をアナウン

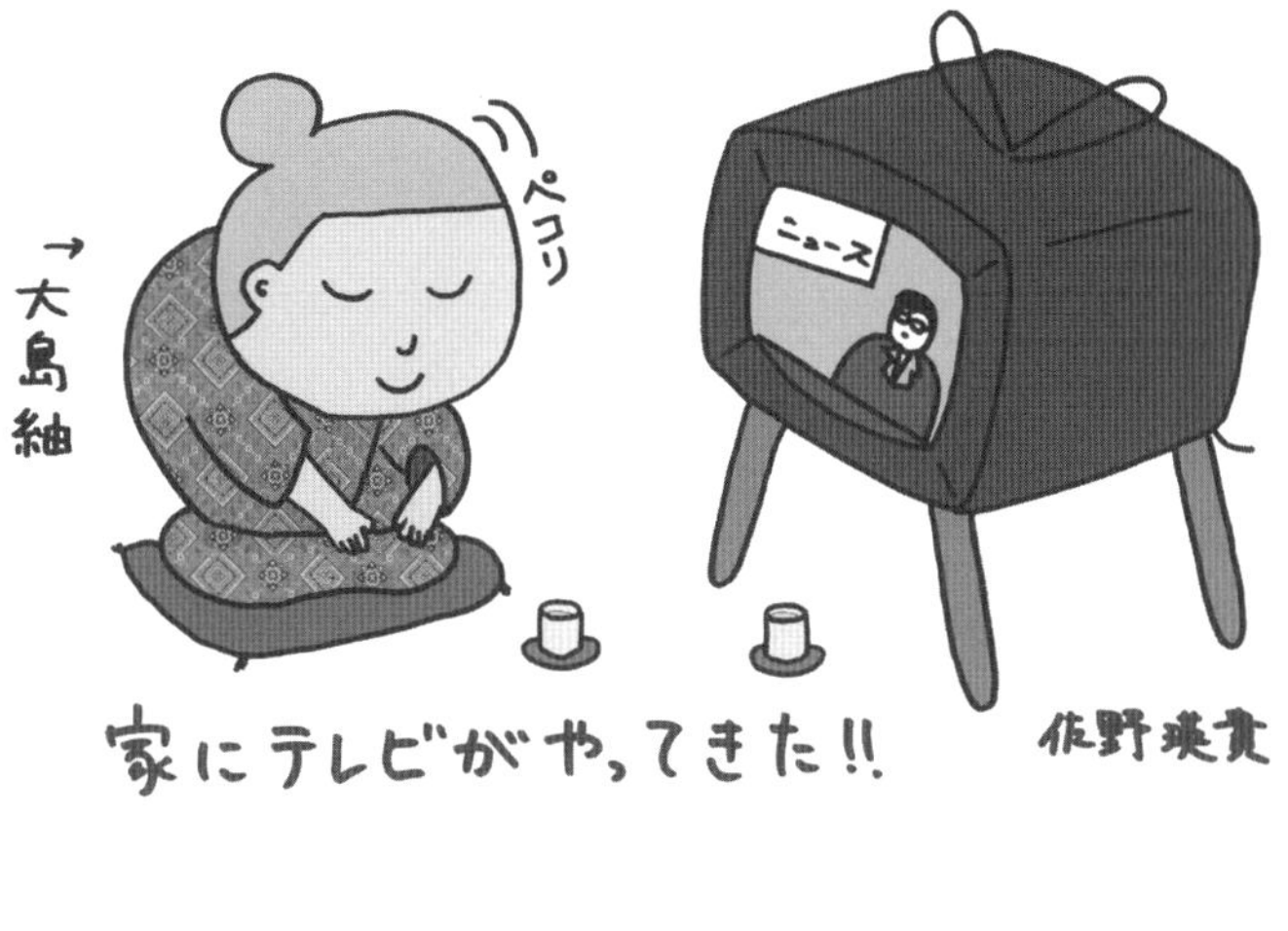
ペコリ
ニュース
→大島紬
家にテレビがやってきた!!

サーが召し上がらないことを不可解に思いながらも受け入れたためか、その後は勧めることはなくなった。しかし、正座して鑑賞することは、最後まで続けていた（昔の方は、本当に礼儀正しい！）。

さて、テレビを観るには当然ながら電気が必要であるが、ある時ふと、電気が現代のように使用できるようになった歴史について無知であることに気づいた。今まで全く気に留めたこともなかったが、急に知りたくなったため調べてみた。

「科学エッセイ：電気の発見」というブログに、電気とその歴史について簡潔だが的確に記載されているので、興味のある方は是非参照頂きたい。これは中村日出夫先生（宇宙航空研究開発機構（JAXA）宇宙教育推進室参事）が記したものので、実に分かり易い。記録上は紀元前600年ごろ、ギリシャ七賢人であり、記録に残っている哲学者としては最も古いとされるターレスが発見したとのこと。ターレスは琥珀《コハク》（太古の植物の樹脂が固まって化石になったもの）を擦ると埃などの小さなものを引き付けることに気づいた。琥珀は「エレクトロン（elektron）」と呼ばれており、そこから「electricity（電気）」という言葉が生まれたようだ（なるほど！）。しかし、現在の電気に繋がる発見は、それから200年以上経過した16世紀にイギリスの物理学者ウィリアム・ギルバートの静電気の研究に始まる。そして18世紀中ごろにアメリカのベンジャミン・フランクリンが電気の正体に迫り、電気の理論的研究を進展させ、さらに応用電気学の分野を発展させた。18世紀終盤にはイタリアの動物学者ガルバーニがカエルの解剖実験中に2種類の金属を足に当てると痙攣が起きることを見つけ、電池の研究の嚆矢となった。19世紀に入り、これもイタリアの自然哲学者ボルタが銅と亜鉛の2種類の金属と食塩水があれば電気が発生することを発見し、ボルタ電池を発明した（電圧を示すボルトはボルタの名に由来する、なるほど！）。19世紀前半にはフランスの物理学者アンペールが針金に電気を流すと磁力線が発生する事、次いでイギリスの物理学者ファラデーが磁石とコイルを用いて電気を取り出す仕組みを発見した（因みに電流の単位アンペアはアンペールの名に由来する、電気関係の単位は名前由来だったのだ！）。そして19世紀後半にアメリカのエジソンが長時間使用できる電球を発明するに至り、現在の電気のある生活がスタートした。エジソンは京都の八幡村の竹から製作したフィラメントを用いたことは、日本ではよく知られている。

翻って日本ではどうだろうか。日本で最初に電灯がついたのは、東京木挽町の電信中央局開業の日で、明治11年（1878年）3月25日のことである。開業祝賀会の会場となった虎ノ門工部大学校（東大工学部の前身）の大ホールで、初めてアーク灯（バッテリーを使う携帯型のもの）が点灯した。明治22年ごろから現代型の固定式の電灯が使用され、明治23年には日本で初めて営業用の電力供給が開始された。因みに最初の顧客は浅草にあった凌雲閣という塔で、日本初のエレベーターに利用された。

奄美大島では明治44年に林為良という方が大島電気を創立し、電気の導入を図ったのが最初らしいので、それほど遅れていた訳ではない。しかし電気事業の全国的な普及は遅々として進まず、日本全国に普及したのは戦後と言われている。

さて、テレビの歴史はどうであろうか。Wikipediaなどに詳細に掲載されているので参照頂きたい。１８７３年にイギリスで明暗を電気の強弱に変えて遠方に伝える装置（テレビジョン）の開発が始まったのが、最初の出来事のようだ。１８９７年にはドイツのフェルディナント・ブラウンが陰極線管であるブラウン管を発明し、その10年後の１９０７年にはロシアのボリス・ロージングがブラウン管によるテレビ受像機を考案した。そして１９１１年に世界で初めてブラウン管を用いたテレビの送受信実験を公開した。ここまでロシア勢が凄いではないか。ところが１９２７年にはアメリカ合衆国のフィロ・ファーンズワースが世界初の撮像管による映像撮影に成功し、ブラウン管に「＄＄」を表示して、撮像・受像の全電子化を達成した。テレビ開発でも米ロの争いがあったようだが、実用化は米国が先んじたようだ。１９２９年（昭和４年）にイギリスの英国放送協会（ＢＢＣ）やドイツの国家放送協会がテレビ実験放送を開始した。ところで映したものを遠くで再現するという仕組みは、簡単そうに思えるが、その理論を理解することは極めて難しい。何度聞いても十分には理解できないので、知りたい方は自身で頑張って欲しい（分かったら教えて下さい）。

日本では、１９２６年、昭和の始まりの日（12月25日）に浜松高等工業学校の高柳健次郎がブラウン管テレビを開発。撮像と受像に成功し、「イ」の字を表示させた（高柳は「日本のテレビの父」と呼ばれる）。年表を見る限りではアメリカのフィロ・ファーンズワースより早いではないか？　驚きである。１９３１年に日本放送協会（ＮＨＫ）放送技術研究所でテレビの研究が開始され、１９３９年にはテレビ実験放送が開始された。

私の場合は生まれた時には電気は通っており、すでに日常生活に入り込んでいた。テレビについては日常生活への導入から日常生活に溶け込むまでの一部始終を垣間見ることができた。それだけにテレビを通して文明の発展を肌で感じることができた。平成になって生まれた人たちは携帯電話やコンピューターも、すでに日常になっていたと思う。便利なものが日常にあると、それがどのようにして発展し完成してきたものか、考える事も少ないであろう。日常に溢れて溶け込むことが科学技術発展の最終目標の一つかもしれないが、完成したものの恩恵を受けるだけで、なぜそのように進歩したかを考える事がなければ、次の技術発展には繋がらないのではと、心配もする（余計な事だけど！）。

それにしても、何であっても最初に作ったり考えたりした人は凄い。今回、書き始めた時はガラスの製作がどのようにしておこり、発展してきたかについて記す予定だったが、何故か電気とテレビの話題にすり替わった？　なんでだろう？（コロナでテレビを観る機会が増えたから？）

第17話

日本の歌と思ったら実は外国の曲

前回の拙著で「童謡は奥深い」とのタイトルで、童謡が消え行くかもしれない現状について危惧していることを記した。その時は童謡と唱歌の区別も考えずに思うところを記したが、ある時にふと両者の違いは何だろうかと考えた。早速、ネットで検索すると、実に多くの情報が掲載されていることに驚いた。簡潔に記すと、唱歌とは明治維新以降に、西洋音楽に影響されて、学校の音楽教育用として作られた曲のこと。他方で童謡は、文字通り子供向けの歌、または子供が歌う歌を指し、大正時代後期に、子供らしさを伝える為に作られた歌とのこと。

最も分かりやすかったのは、2008年に納履踵決さんという方がYAHOO! JAPANの知恵袋で記した以下の文だ。「学校で教えられる唱歌に対抗するような形で発展してきたのが童謡でした。官と民という分け方をすれば唱歌が「官」、童謡が「民」となります。このことについて以前、鉄道マニアでもある童謡唱歌の愛好家の人が唱歌を国鉄とすれば童謡は私鉄のようなものと書いているのを読んだことがありますがうまいことを言ったものだと思いました。唱歌は、文語体が多く、童謡は、口語体が多いという違いもありますね」。なるほど、分かり易い。唱歌、童謡を含め、現在の抒情歌、歌曲などの関係を「ひまわり日本のうた」というブログに、分かり易く図示したのがあったので、引用しておく（図1）。

ところで今回は唱歌と童謡の違いについて記すつもりはなく、このような類の歌の中に、外国由来

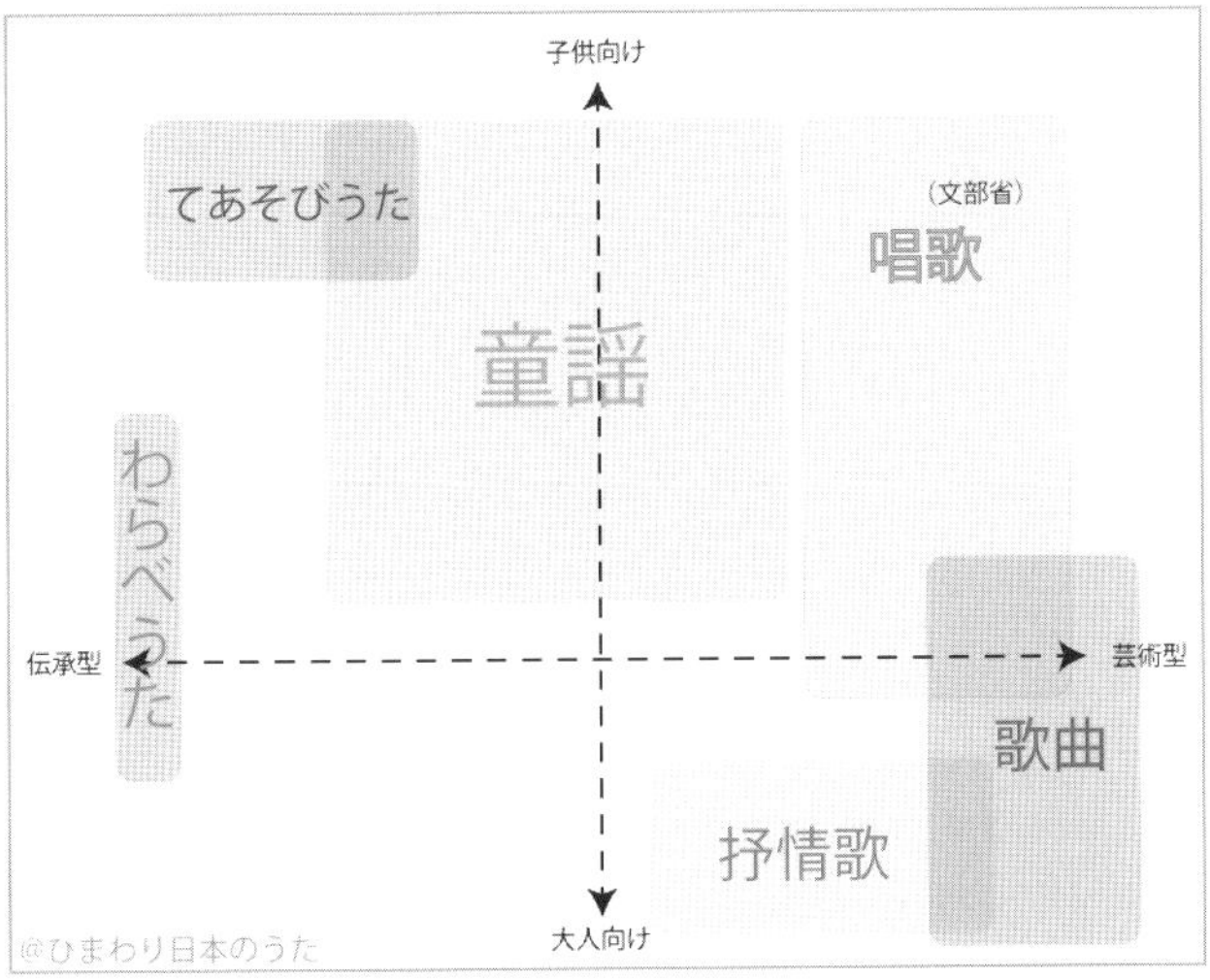

図1．ブログ「ひまわり日本のうた」より引用した歌の分類

（図2）

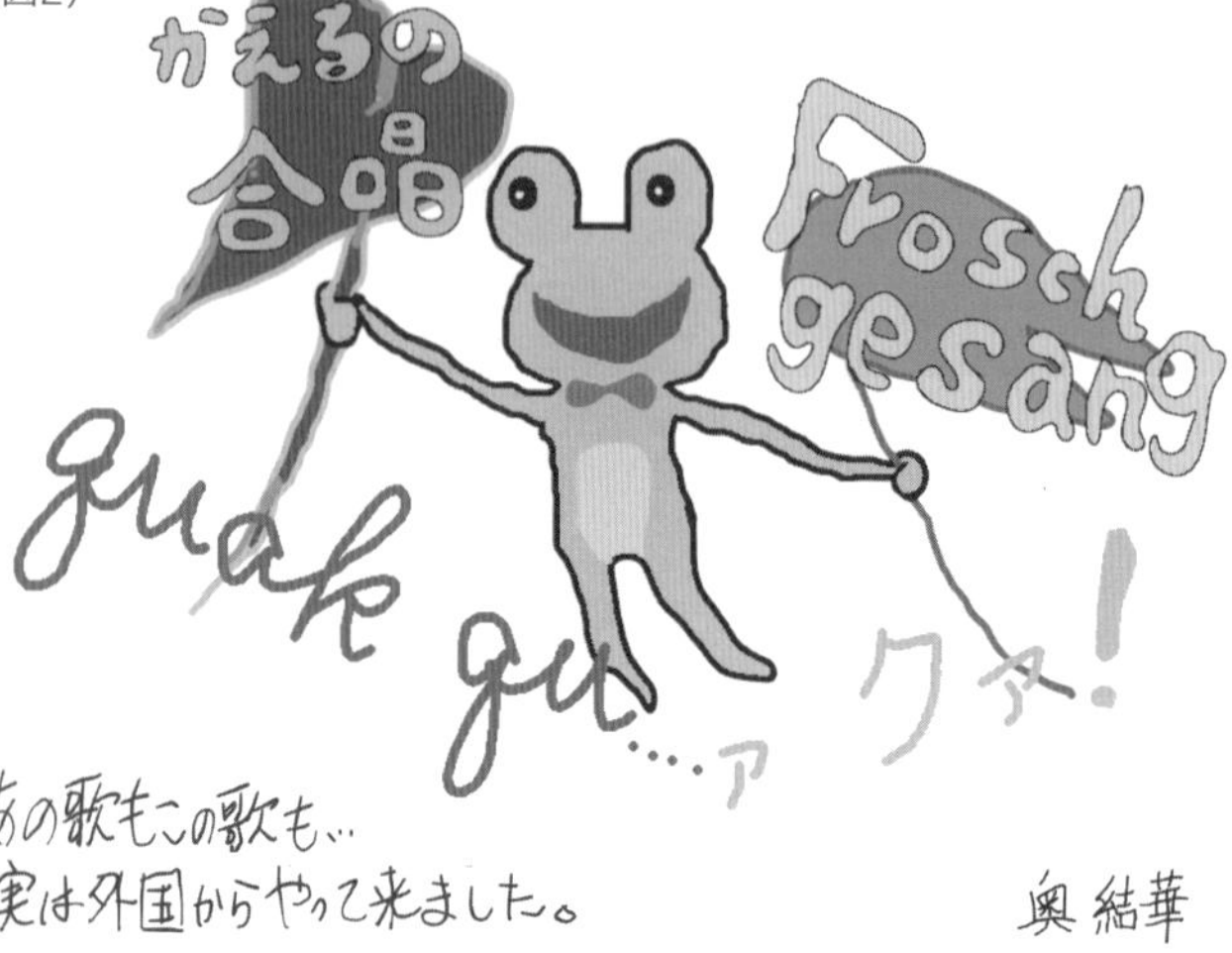
かえるの
合唱
Frosch
gesang
quak qu
クァ!
あの歌もこの歌も…
実は外国からやって来ました。
奥結華

の歌がとても多いことを知ったため、その事について記したい。

「蛍の光　窓の雪　書読《ふみ》む月日重ねつつ　何時《いつ》しか年も　すぎの戸を　開けてぞ今朝は　別れ行く」

これは誰しも知っている「蛍の光」である。この曲の由来がスコットランド民謡という事は、結構有名で私でも知っている（因みにすぎの戸とは、「杉」で作った戸であり、「過ぎ」とかけて用いているらしい。知らんけど！）。ところが、ある日の事、大学からの帰宅中、車のラジオから「かえるのうたが　きこえてくるよ　クヮ　クヮ

クヮ　クヮ　ケロケロケロケロケロ　クヮクヮクヮ」が流れてきた。そしてアナウンサーが「この歌はドイツの歌なんですよ」と言ったのを聞いて驚いた（図2）。小学生の時に歌った歌が、ドイツの曲とは微塵だに思わなかった。そこで調べてみると、あるわあるわ、かなりの数の唱歌が外国の曲である事が分かり、驚き倍増となった。

「むすんで ひらいて手をうって むすんで またひらいて手をうって、その手を 上に」 この「むすんでひらいて」の作曲者はフランスの思想家・著作家ジャン＝ジャック・ルソーとの事。それを知って、手を結んだり開いたりしてる場合ではない、と焦りを感じた。これはてっきり日本のオリジナル曲と思っていた事に対する、若干の恥ずかしさに由来する焦りであった。

「線路はつづくよ　どこまでも　野をこえ　山こえ　谷こえて　はるかな町まで　ぼくたちの　たのしい旅の夢　つないでる」「線路は続くよどこまでも」

である（図3）。原曲は１８６３年から始まったアメリカ大陸横断鉄道建設に携わったアイルランド系の工夫達の過酷な労働を歌った民謡・労働歌らしい。ふ〜む、これも外国の曲か。

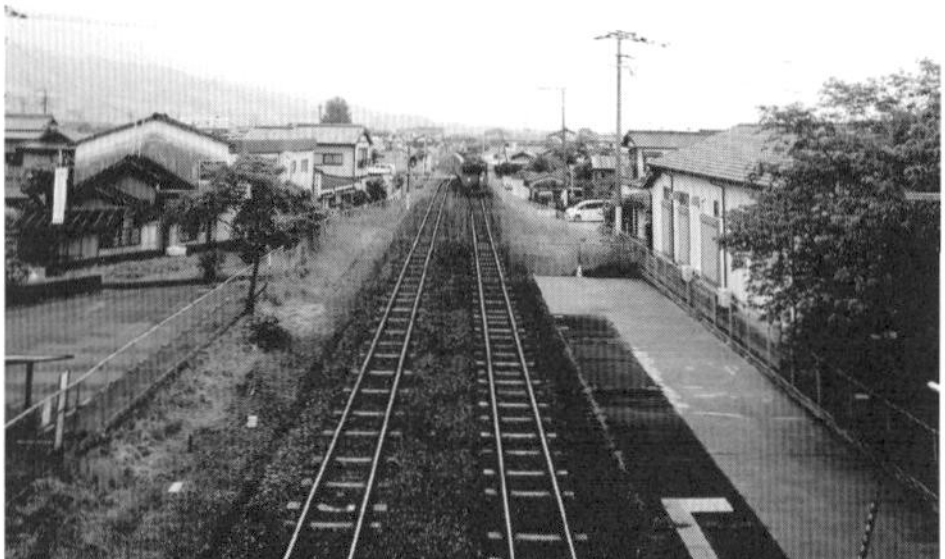

図3. 線路は続くよ　どこまでも……
（うきは駅鉄橋より　奥 結華君が撮影：2020年5月2日）

　そもそも、なぜ唱歌には外国由来が多いのか。北海道教育大学の小野亮祐先生によれば、明治維新後の近代化の道具として音楽が取り入れられたことによるらしい。すなわち、当時から欧米では学校教育に歌の授業があり、それに倣って日本でも音楽教育を取り入れるべきとの風潮が醸し出された。アメリカに留学した伊澤修二と監督官として帯同した目加田種太郎が音楽教育を推進し、文部省に音楽取調掛（後の東京芸術大学音楽学部）が設置された。そこでは東西二洋の音楽を折衷し、国楽を興すことが目標として掲げられた。しかし、残念ながら当時は欧米流の作曲ができる日本人はおらず、そのため曲は欧米から、そして歌詞は日本人が作ることになり、ここに唱歌が生まれた。そして91曲からなる小学唱歌集が作られた。その中で34曲はドイツ由来、25曲は英語圏由来の曲であるらしかった。すなわち、欧米に追い付き追い越せの気風の中で、音楽教育はそれを推進するための道具として用いられた。しかし、現実には作曲できる日本人がいなかったために、欧米から曲を輸入せざるを得なかったということである。なるほど、それで唱歌には外国由来が多い訳だ。それにしても日本固有の心温まる歌と思っていたものが、外国由来とは、何と寂しいことか。「ちょうちょ」や「かっこう」はドイツ、「大きな栗の木の下で」はイギリスである。その他にも「仰げば尊し」はアメリカ、「森のくまさん」もアメリカ、「糸巻きの歌」はデンマーク、「クラリネットを壊しちゃった」はフランス、「手を叩きましょう」（手をたたきましょう　タンタンタン　タンタンタン　足ぶみしましょう　ダンタンタンタン　タンタンタン）はチェコである。手をたたいたり、足ぶみしている場合ではない気がする。これはあくまで、日本オリジナルと思いこんで疑っていなかった自分への焦りであるが。

当時の文部省の指針には「唱歌ハ平易ナル歌曲ヲ唱フコトヲ得シメ兼テ美感ヲ養ヒ徳性ノ涵養ニ資スルヲ以テ要旨トス」とあり、親孝行や国のために尽くすといった道徳的な内容が多かった。唱歌で先進国を目指した当時の日本であるが、あまりに道徳的であったがために、当時の文学者の間で子供たちがより親しみやすく、そして芸術的にも優れた子供の歌を作る風潮が、他方では盛り上がり、その結果、情緒的な童謡が育まれていったのは、宜なるかなという気がする。あらためてバランス感覚が重要と思う今日この頃である。

第18話

中山兄弟

皆さんは中山森彦と中山平次郎をご存じだろうか？　ご存じの方はおそらくは医師か考古学や美術に詳しい方ではないかと思う。

中山森彦は京都帝大福岡医科大学（現在の九州大学）の外科学教授で、私が所属する消化器・総合外科（旧第二外科）の第2代教授であった。そのため、私にとっては偉大な先輩教授にあたり、現在も医局に肖像写真が掲示されているので、毎日ご挨拶している（図1）。外科医であるが古美術に造詣が深く、その鑑識眼は衆目の信頼を得ていたようだ。他方、中山平次郎については、先般、私が福岡市の平和台球場跡地にある鴻臚館跡展示館を訪れた際に、考古学者として存在を知ることになった。驚いたことに掲示板には考古学者であると同時に京都帝大福岡医科大学の病理学教授であることが記載されていた。外科研修を終えたのち、大学院で病理学を学んだ私は、中山平次郎の事を存じていないことを恥じる一方で、病理学教授が偉大な考古学者でもあるという事に、がぜん興味を抱いた。さらに驚いたことには、その後、この二人が兄弟であることが分かったことである。私と同じ教室の先輩教授と、大学院生として学んだ病理学

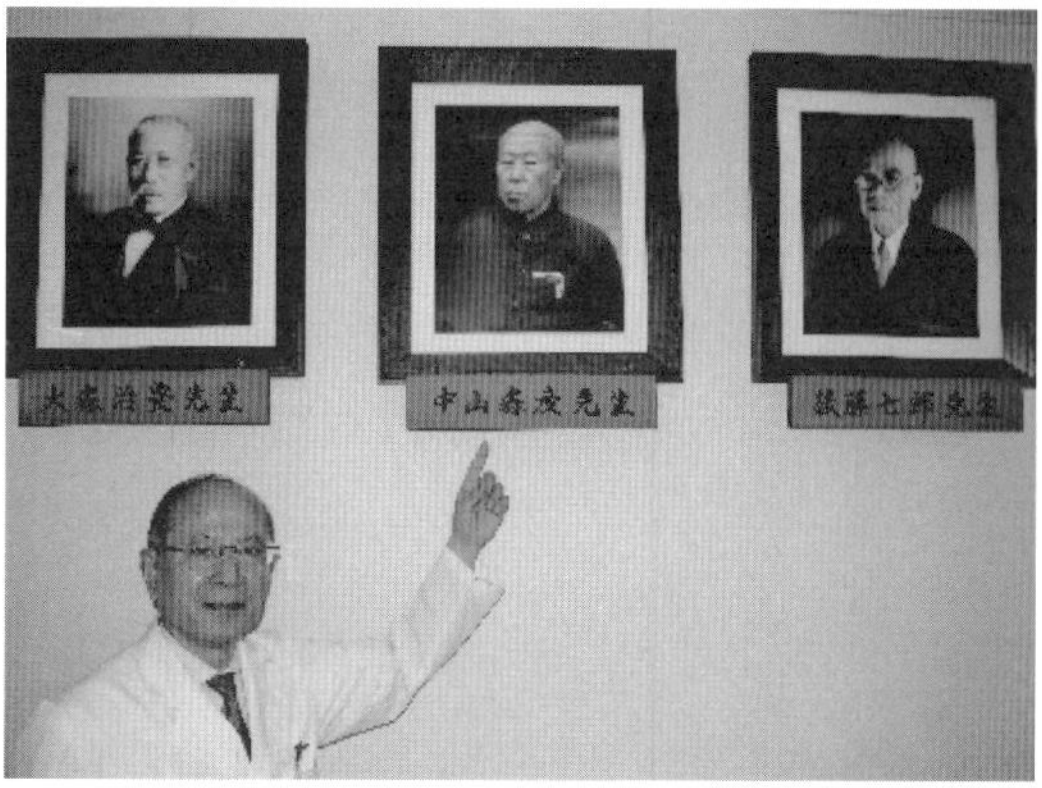

図1. 当教室2代目教授の森彦先生。常にわれわれを見守っている。

教室の教授が兄弟だったとは！　しかも専門分野は違えど、二人は帝国大学医学部教授で、なおかつ、それぞれ美術評論家、考古学者として超一流であった事は驚き以外の何物でもなく、興味を持って二人の経歴を調べてみた。

中山家は男6人、女1人の7人兄弟である。長男の森彦と次男の平次郎は、それぞれ慶応3年（1867年）と明治4年（1871年）に京都で生まれたが、一家は明治7年（1874年）に東京に転居した。兄弟の中にはロシア文学者でアントン・チェーホフ作品の翻訳を行った秋葉俊彦（名字が異なる理由は不明）や晩年に森彦と平次郎と同居して、彼らの面倒をみた妹の小春がいた。他の3人の兄弟については記録を見つけられなかった。中山家は代々天皇家の侍医を務めた家柄で、父は明治天皇の侍医、祖父は孝明天皇の侍医であった。祖父は和宮の降嫁に同行したが暗殺されたため、和宮が中山兄弟の学資を援助し、森彦と平次郎は大学進学を果たせた。森彦は明治25年東京帝大を卒業後、陸軍軍医となり、森鴎外とも親交があった。ドイツ留学を経て、明治40年（1907年）40歳で京都帝大福岡医科大学の教授となり、付属病院長も務め、大正6年

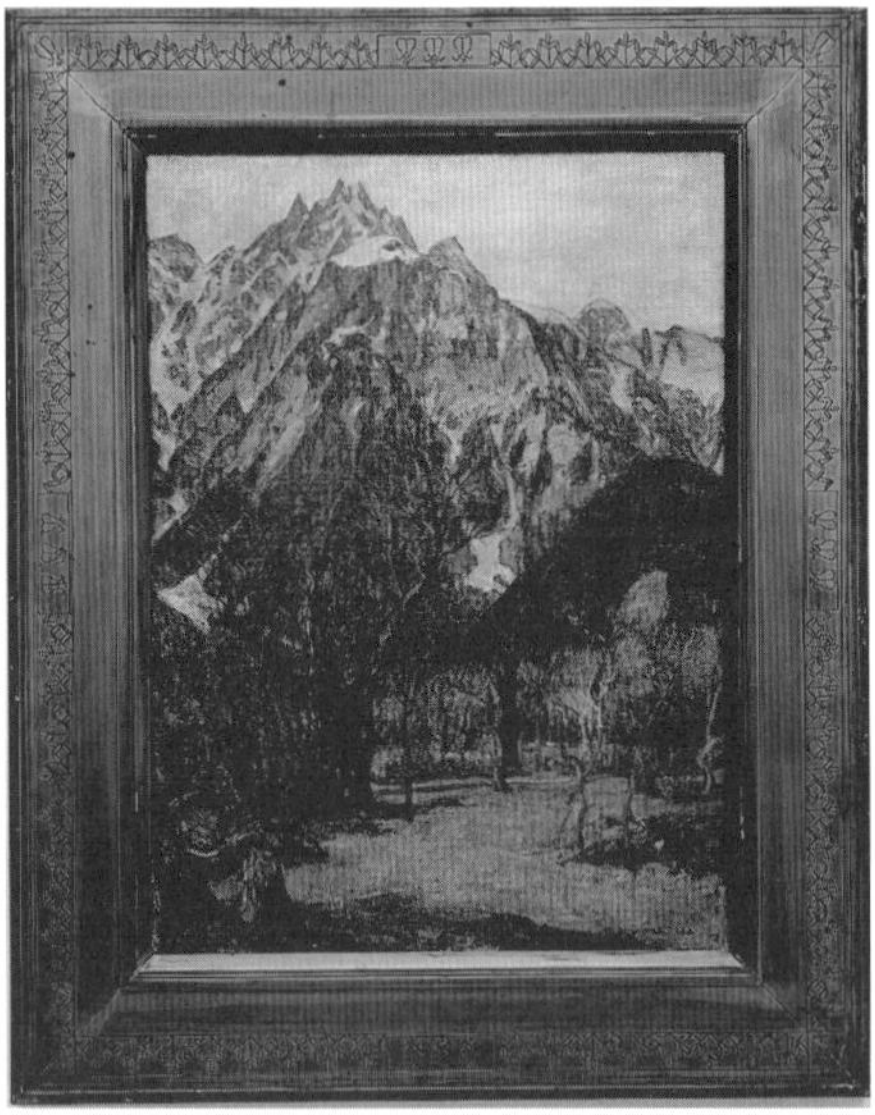

図2．森彦先生が収集していた吉田博代表作の一つ「穂高の春」
（資料探しと写真撮影は小野雄生君）

（1917年）50歳で退官した。昭和32年（1957年）89歳で死去。当時60歳までは勤務できたはずだが、10年近くも早く退官した理由は「病を得たから」となっている。具体的にどのような病だったかについては、調べた限りでは不明である。その後は約40年にわたり、美術収集や評論に情熱を傾けた（図2）。特に博多の聖福寺の住職・禅僧で、禅画と書の達人として高い評価を得ている仙厓義梵（1750-1837）の作品に造詣が深く、仙厓作品のコレクターとしても有名であった。坂本繁二郎、児島善三郎など郷土出身の美術家は何れも中山の批評は素直に受け入れたそうだ。また、福岡美術会第1回記念展（大正11年／1922年）審査委員長なども務めたが、これは美術評論家として確固たる地位を築いていたためであろう。

中山平次郎は明治33年（1900年）東京帝大を卒業後、官費にてドイツ・オーストリアに留学した。当時、官費で留学できるのはエリート中のエリートであった。渡航時は、後に九州帝大の同僚教授となる田原淳（心臓刺激伝達系の田原・

アショッフ結節を発見）も留学のために同船していたらしい。明治39年（１９０６年）、兄より1年早く京都帝大福岡医科大学の病理学教授に就任した。病理学者としては日本住血吸虫の人体内での発育史研究などで大きな業績を挙げた（図3）。明治42年（１９０９年）、病理解剖時に化膿菌に感染、これによって生死を

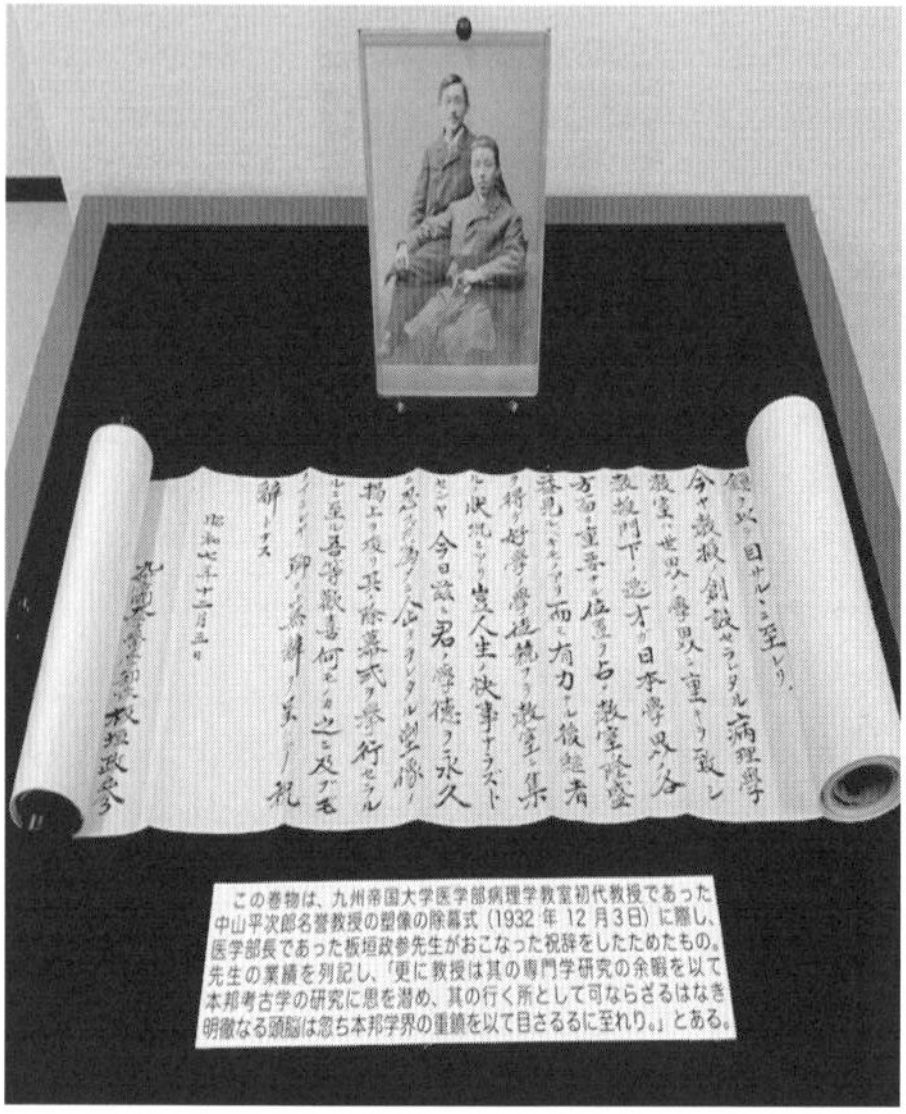
この巻物は、九州帝国大学医学部病理学教室初代教授であった
中山平次郎名誉教授の塑像の除幕式（1932年12月3日）に際し、
医学部長であった板垣政参先生がおこなった祝辞をしたためたもの。
先生の業績を列記し、「更に教授は其の専門学研究の余暇を以て
本邦考古学の研究に思を潜め、其の行く所として可ならざるはなき
明徹なる頭脳は忽ち本邦学界の重鎮を以て目さるるに至れり。」とある。

図3. 九州帝大医学部長の板垣政参先生が昭和7年に
平次郎先生へ送った祝辞
（資料探しと写真撮影は小野雄生君）

さまよう経験をした。この事故以後は感染を恐れて、病理解剖をしなくなった。そのため病理学の実務や研究は田原淳に任せ、本人は以前より興味を抱いていた考古学研究へ情熱を傾けていった。考古学者としては、元寇防塁の命名と研究、倭奴国王印の具体的な出土地の推定、平安時代に福岡に設置された鴻臚館の位置の特定などで輝かしい業績を挙げた。生涯をかけて病理学と考古学へ情熱を捧げた平次郎は、兄より1年早く昭和31年（1956年）に逝去、享年84であった。平次郎の最後の言葉は「骨格は九大の解剖学教室へ、組織は病理学教室へ寄贈すること。そこで私は永遠に生きている」であったという。この遺言によって遺体は九州大学医学部へ献体された。全身骨格標本となった遺骨は、九州大学の人体・病理ミュージアムに安置されている。他方で、森彦は九州大学で病理解剖されたことまでは分かったが、その後、どうなったかは調べる限りでは不明で墓所も分からない。ひょっとしたら仙厓との縁で聖福寺に埋葬されているのではと考え調べたが、そのような事実はなかった。小春についても墓所は不明である。森彦、平次郎、小春には子供がなかったため、死後の面倒をみるとすれば、他の4名の兄弟と思われるが、その連絡先は分からなかった。もしも情報をお持ちの方がおられれば、是非連絡をして頂きたい（ごく最近、森彦先生のお墓が京都市の導故寺にある事が分かったため、掃苔させて頂いた）（図4．注参照）。

二人は生涯独身であった。森彦は陸軍軍医中佐で軍籍にあり、「何時戦争になるか分からぬから」と結婚しなかった。また、平次郎は感染事故で生死をさまよったことをきっかけに「いつ死ぬ身か分からない」という理由、そして兄が独身という理由で生涯独身のままであった。二人とも「何時死んでもおかしくない環境のため、もしも亡くなったら残された家

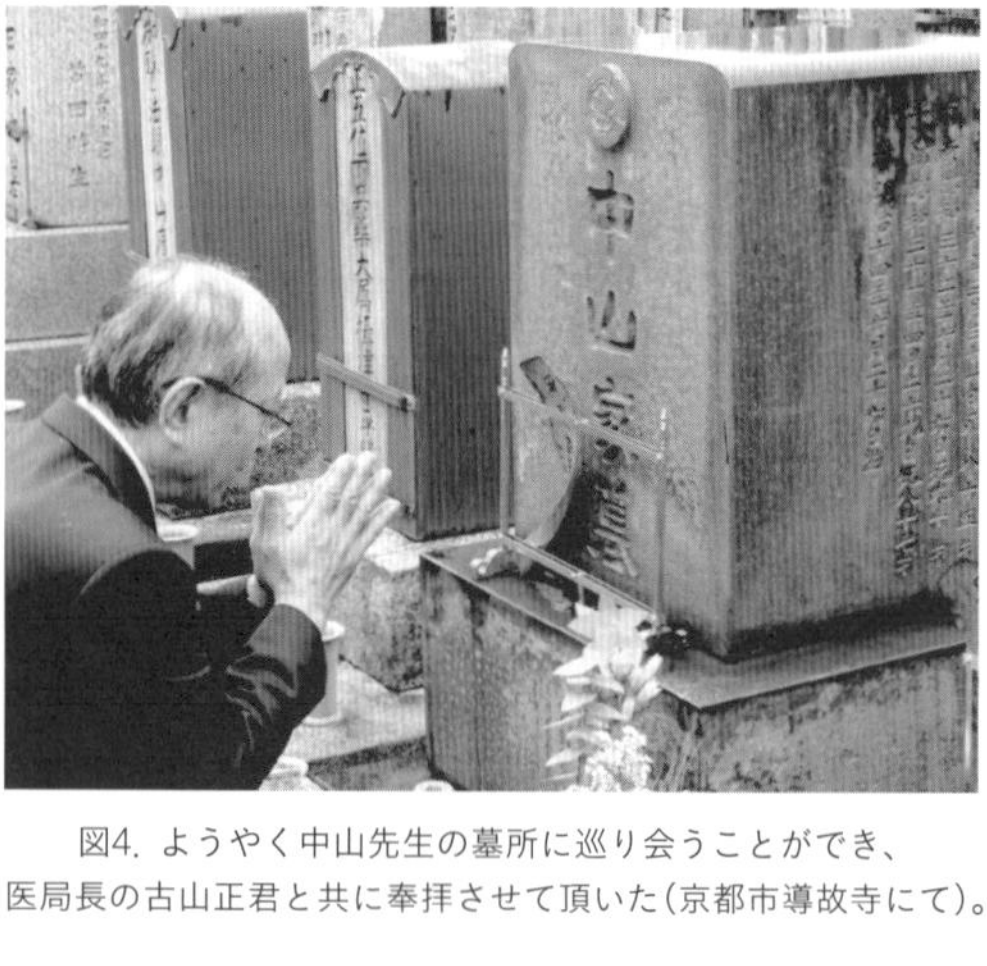

図4. ようやく中山先生の墓所に巡り会うことができ、
医局長の古山正君と共に奉拝させて頂いた（京都市導故寺にて）。

族が可哀想」との共通の考えがあったようだ。（ちなみに小春は兄二人の面倒を見るためであろうか、これも生涯独身だった）。

小春を含めた三人は福岡市の西公園入り口付近に居を構えて同居生活を送り、死ぬまで福岡に留まった（図5）。大学退官後、森彦と平次郎は年金生活であったが、美術収集と考古学研究のために出費がかさみ、晩年は大変貧しかったようだ。門弟の一人は「偉大な学者の最後がこれでいいのだろうか」と憤ったと記録されている。ただ、福岡市で開業していた岡部養逸氏（1895-1976年：九州帝大

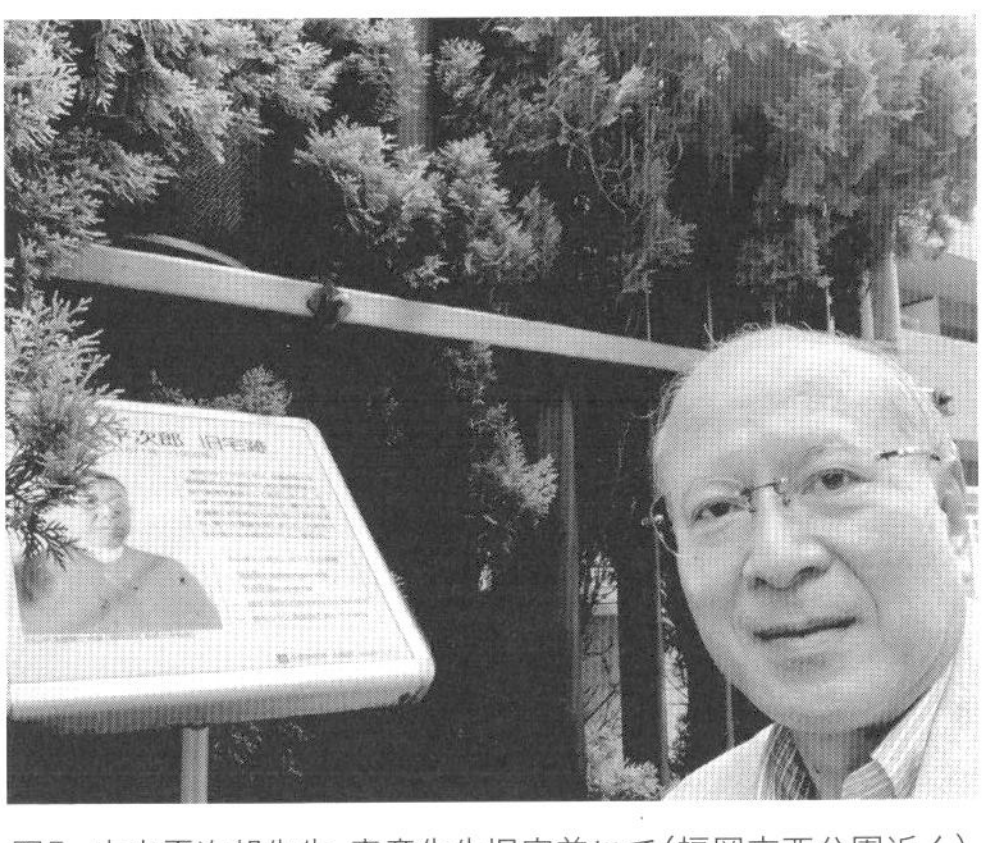

図5. 中山平次郎先生・森彦先生旧宅前にて（福岡市西公園近く）

医学部卒）は、時に食事を共にして見守っていたようだ。岡部養逸氏は平次郎教授の教え子で、後に福岡市内に内科医院を開業した。養逸氏は平次郎の考古学研究資料の一部を預かっていたが２００７年に九州大学総合研究博物館に寄贈された。また、森彦と平次郎が所蔵していた作品や資料は、小春から九州大学文学部へ寄贈された。

九州大学の黎明期に活躍した偉大な兄弟教授が、それぞれの医学専門分野で活躍後に、自らの体調の変化に伴って興味の赴く分野に没頭することになり、そこでも一流の活躍をしていた偶然を知った（いや、必然だったかも）。

なお、本稿はWikipediaの「中山平次郎」、川上貴子著「中山森彦博士の生涯と仙厓蒐集」（『中山森彦と仙厓展 図録』九州大学附属図書館、２００８年）、岩永省三著「故岡部養逸氏旧蔵中山平次郎先生関係資料概要報告」（九州大学総合研究博物館研究報告６号、２００８年）などを参考にした。

注：中山森彦先生の墓所探しは難渋していた。ある時に九州大学の産婦人科の加藤聖子教授、小児科の大賀正一教授、病理の小田義直教授の4名で立ち話をする機会があった。その際に中山教授の話をしたところ、加藤教授が一年前に東京のレストランで偶々知り合った方が、中山家に繋がりのある方であったと話された。そして偶々その方の名刺を保持されていた。そのため、その方に連絡を取り、墓所が京都にあると分かった次第である。偶然の重なりが奇跡を呼び込んだことに驚くと共に、セレンディピティという言葉を噛み締めた。

第19話

13歳の旅立ち

２０２０年10月５日に、「薩摩郡像に土佐出身者ら、19人そろう」の見出しでニュースが流れた。これは鹿児島中央駅前にある「若き薩摩の群像」の記念碑に関するニュースだ。幕末に生麦事件に端を発した薩英戦争に敗れた薩摩藩は、イギリスと和解後に、かの国の最先端の社会実装学、科学技術などを取り入れるために、若い薩摩藩士を幕府に秘密裏に留学させた。彼らの多くは帰国後に明治政府や実業界で強いリーダーシップを発揮し、社会の発展に尽くした。彼らの栄誉を称えるために１９８２年に建立された記念碑には17人の像が据えられている。本来は19人のはずだが、建立時に薩摩以外の２人を外して薩摩藩士17人のみを顕彰すべきとの意見に基づいて製作されたためらしい。そのため土佐と長崎の出身の２人は除外されていたが、ここにきてようやく、その様な狭い了見では良くないとの理由で、２人が追加されたということだ。誠に喜ばしい事である。

ところで、今回は19人のうちの一人で、留学時に最年少（12歳８か月）であっ

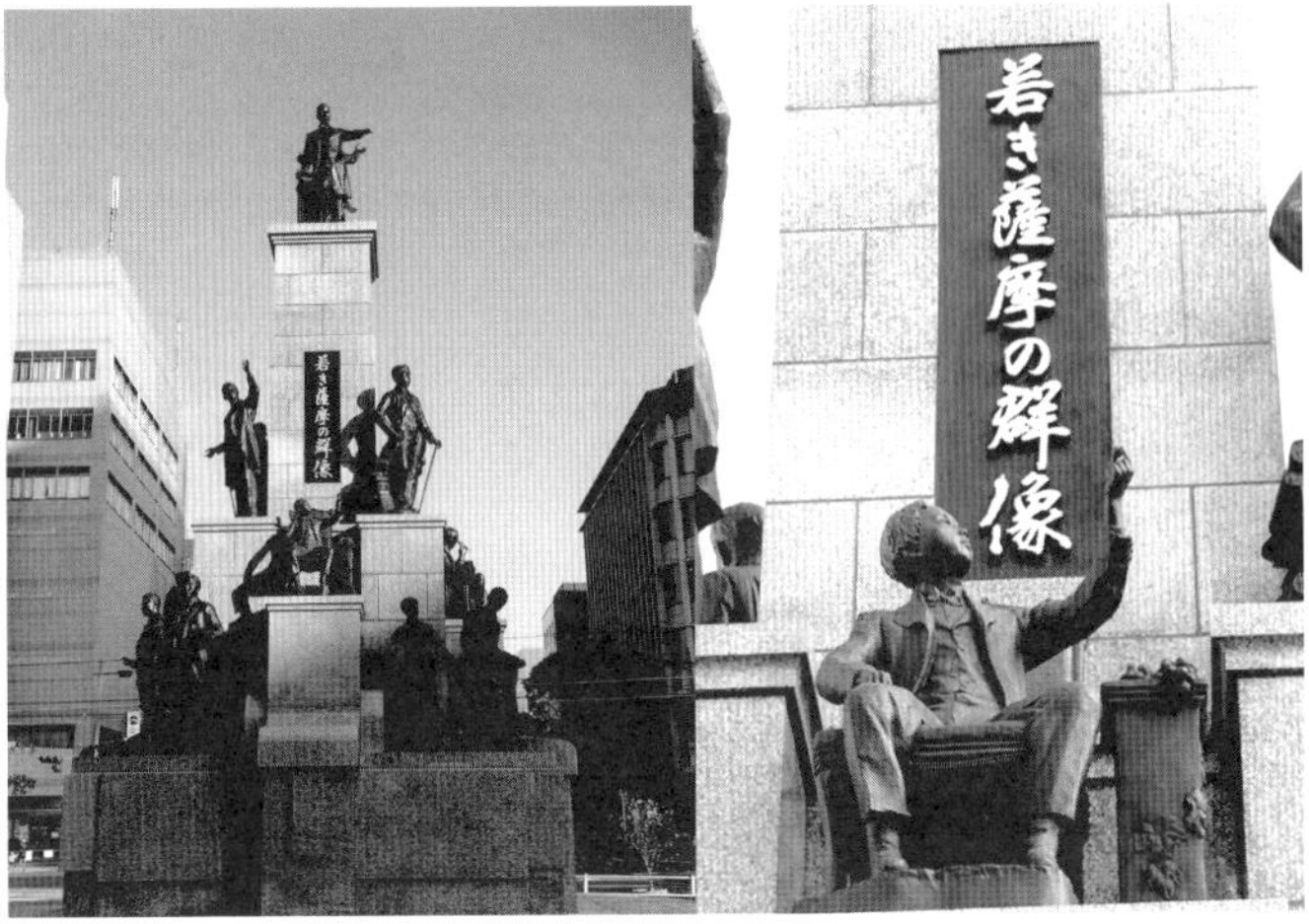

図　鹿児島中央駅(旧西鹿児島駅)前の若き薩摩の群像(2020年11月24日吉野伸一郎君が撮影)。中央にて、座して左手で一粒のブドウを見上げているのが長澤である。

た長澤鼎《かなえ》（本名は磯永彦輔）について記したい。「若き薩摩の群像」では、肘かけにブドウが置いてある椅子に座っている一番小さな少年像として据えられているが、ブドウが置かれているのは彼がアメリカのカリフォルニアでワイン生産に尽力した事に由来する（図）。わずか13歳で故国を離れて海外に飛び立った時の気持ちはどうだったのであろうか。長澤は7人兄弟の四男であったため、留学しやすい家庭環境にあったであろうが、それでも一家挙げて大騒ぎしたことであろう。また、そもそもイギリスに留学したはずの人が、何故アメリカに渡り、カリフォルニアでワイン王と称されるほどになったのであろうか。興味が尽きない。

長澤の存在は一般的にはほとんど知られていなかったが、1983年に来日したレーガン大統領が国会のスピーチで、「三大日本人」に福沢諭吉、松尾芭蕉、長澤鼎の名を挙げた事で知られることになった（それでも、他の二人に比べると十分に認知されているとは言い難いが）。その時レーガン大統領は、長澤については次のように紹介している：「1865年、長澤鼎というひとりの若いサムライ留学生が、何が西洋を経済的に強くし、技術的に進歩させたのかを学ぶため、日本を旅立った。やがて彼は「カリフォルニアの葡萄王」として知れわたるようになった。長澤は、学ぶためにカリフォルニアを訪れ、そこに住みつき、われわれの生活を豊かにしてくれたのである。」

長澤は83歳で逝去したが、生涯独身で子がなかったのは、後記する宗教上の理由かもしれない。長澤が発展に尽力したカリフォルニアワインであるが、それが有名になったのは、「パリスの審判」と名付けられた、1976年に開催されたワインの比較試飲会による。カリフォルニア産とフランス産の赤と白のワインを、審査員がブラインドで試飲して、優劣を競った。ほとんどの人はフランスの圧勝を信じていたが、結果は赤白の両方でカリフォルニアワインが勝利した。安くて個性がないというカリフォルニアワインへの偏見が打破された点で画期的であった。この審判が説得力を持ったのは、審査員がフランスのワイン界を代表する重鎮であったことと、審査が盲検化され、医学で重要な二重盲検無作為化比較試験がしっかりと行われたことによる。

さて、1863年の薩英戦争を通じて薩摩ではイギリスのことをより詳しく知り、多くを学ぼうとの機運が生まれた。他方、イギリスは戦争後の講和交渉を通じて薩摩の能力を高く評価するようになり、結果的に両者の関係が深まっていった。薩摩の五代友厚らは、藩士の子弟のイギリス留学が必要と考えるようになり、当時、武器商人として日本で活躍していたトーマス・ブレーク・グラバー（スコットランド出身）に相談して、英国の科学技術を学ばせるために留学が実現することになった。幕末で鎖国下にあったため、留学計画は秘密裏に行われた。グラバーは成人のみでなく、多感な年少者を留学者に含めることを条件とした（年少者は自分の実家で育ててもらい、兄弟と同様に勉強させて育てるつもりであった）。

留学者に長澤が選抜されたのは三つの偶然が重なっている。開成所から選抜する事、ある程度英語が理解できる事、グラバーの考えで年少者も含める事の三つである。藩主・島津斉彬の遺志により１８６４年に設立された開成所（科学や軍事に関する品材育成のための洋学校）には優秀な人材70名余りが選ばれて入学していた。そこではオランダ語と英語のどちらかを選択できたが、オランダ語を学ぶものが多かった。長澤は13歳の年少者であったが、英語を選択していたため、グラバーの希望に叶う者として選ばれた。もちろん長澤は外国に永住するつもりはなく、勉学を収めたのちは帰国して藩主に仕えたいと考えていた。それは留学が決定して、藩主・島津忠義に拝謁した当時の様子の記録から理解できる。その記録には、長澤の言葉が次の様に記されている。「どんなお鉢の廻合せか不肖、私もまたその選に入って、改めて殿様にお目通りを願って出発する旨を言上に及んだら、殿様はいたく我々の志のほどを欣賞あり、一夕御殿においてわざわざ首途の宴を催され、お手づから別れの盃を給った。一同は身に余る光栄を有難く頂戴した。そして将来いかなる困難に遭遇するとも、必ず他日の成果を期し、殿御恩の万分の一に酬い奉る決心でござると衷心から御返答を申し上げた」。とても13歳とは思えない忠義心である。私も13歳で奄美大島から鹿児島へ旅立ったが、心細いものであった。ましてや情報の無い外国への旅立ちである。心細さを凌駕する忠義心と好奇心に満たされていたのであろう。

さて、英国到着後、他の人とは離れてグラバーの実家（スコットランドのアバディーンにある）へ向かい、グラバーの両親のもとで育った。彼らは長澤を実子のごとく面倒をみた。同地にある中学校に入学したが、一年後に発表された成績優秀者のリストに、ラテン語、英語読解などの六科目において優秀者としてその名があがっている。また、滞在わずか4か月後には流暢な英語を話し周囲を驚かせたらしい（凄い！）。

さて、その頃、日本は幕末から明治維新へ向けて動乱の時期を迎えていた。そのため、イギリスへ留学した薩摩藩士への支援金も途絶えがちになった。そのような状況下で薩摩藩士は来日経験のあったイギリス下院議員のローレンス・オリファントと親交を深める。オリファントは、現今のヨーロッパ文明社会の腐敗と堕落を憂えており、アメリカで質素な集団生活を営む宗教家のトーマス・レイク・ハリスに傾倒していた。そこでオリファントは薩摩藩士を誘って一緒にアメリカへ渡るよう勧めた。藩士らは説得に従って新天地であるアメリカへの集団移住を決心する。すなわち長澤のアメリカ移住は支援金の欠乏と宗教家への傾倒の為とも考えられる（ただ、ハリスらの教義の内容を深く理解していたわけではなく、将来的に薩摩藩再建に役立つ行為と考えていたようだ)。

1867年8月、長澤は5人の仲間とアメリカへ渡り、コロニーの生活を営む。そこでは武士としての階級意識を捨てて、肉体労働に従ったが、それはハリスの教えを純粋に信じて祖国に奉公したいとの一念からであった。しかし、その教えの矛盾に気づいた時、彼らのハリスに対する服従心は失われた。1868年5月に長澤ら数名を除く者たちは離反し日本へ帰国したが、当時は明治維新により新政権が誕生しており、祖国は大きく変わっていた。帰国した留学者たちは新政府に働きかけ、外国残留者を政府の正式な給費留学生として認めさせた。そのため長澤は支援金を得て、コーネル大学に入学し博物学を学んだ。入学後に国家のために勉学を続けるべきか、ハリスのもとでコスモポリタンとしての道を歩むべきか、すなわち米国に留まるか、深く悩んだが、結局、大学を退学し米国に残る決心をした。

しかし、彼の胸中に、常に祖国日本があったことは確かなようだ。発明王エジソンなどのアメリカ文化人と交流を深める一方で、多数の日系移民を援助し、日本の近代化と日米文化交流に尽力した。長澤は生涯に4回しか日本に帰らなかったが、日本国籍のまま、藩主から賜った「長澤鼎」の名を一生用いた。その意味で長澤は、日本人としての、あるいは薩摩藩士としての矜持を保ち続けたのであろう。

今回の長澤の歴史を追う中で、長澤とは逆にスコットランドから日本へ移り、永住した人を思い出した。長澤がスコットランドで学んだ30年後の1896年、スコットランドのグラスゴーの医師カウン家で誕生したジェシー・ロベルタ（通称リタ）である。数年前にNHKの朝ドラで放送された「マッサン」の奥さんであるため、多くの方は覚えておられるであろう。夫の竹鶴政孝とともに北海道余市において、日本のウキスキー事業の発展に尽力した。彼女は長澤とは逆にスコットランドから日本に永住した。海外交流が極めて稀で難しかった当時、異国で生活することの厳しさを超えさせたものは、何であっただろうか。長澤の場合は宗教心とコスモポリタンとしての母国への愛情、リタの場合は政孝と日本への愛情だったかもしれない。

今回は長澤の親せきで鹿児島純心女子大学の犬塚孝明の「長澤鼎《かなえ》という生き方――回想のノートから――」を参考にした。長澤は一つ違いの弟である赤星弥之助とは、大変仲が良かったそうであるが、赤星弥之助は犬塚先生の曽祖父にあたる。

第20話

南こうせつさんとコロナの歌

2020年は東京オリンピック・パラリンピックが開催される予定で、国民はとても楽しみにしていたと思う。ところが、新型コロナ感染症が世の中を席巻したため、オリンピック・パラリンピックはどこかに吹っ飛んでしまい、社会生活自体が大きく変わってしまった。Face to faceの会議はwebを用いての会議に代わり、学会もwebを用いた開催に代わった。これはこれで、社会生活をする上で、良い方向への転換かもしれない。他方でインバウンドの観光客が減少し、観光業界や交通業界を含めた経済界には大きな痛手となっている。感染蔓延を防ぐために、ロックダウンも検討されたが、そこまで至らずに済んでいる。これは日本人の勤勉さゆえかもしれない。政府や都道府県などからの要請を、国民が素直に受け入れて、自粛を実践してくれたお陰であろう。しかし、経済活動の麻痺をいつまでも続ける事は難しく、手綱を緩めた途端に、第2波（令和2年7月）、あるいは第3波（令和2年11月）が襲来している。日本人は熱しやすく冷めやすい（どこの国民も大同小異であろうが）。そのため、コロナに慣れてくると緊張感が薄れてくるのであろう。自分自身もそうである。

このような状況下で、緊張感を感じることなく、感染予防に役立ち得るものが何かできないかを考えてみた。たまたま自宅にいる時にＮＨＫの「みんなの歌」が耳に聞こえたため、直感的に感染予防に役立つような内容を歌にすれば、皆が緊張感無く予防策を続けてくれるのではないかと思った。そこで早速、自分たちでできるコロナの感染予防の詩を何気なく作ってみた（因みに作詞をするのは初めてである）。意外にすらすらと詩が書けた。さて、曲はどうするか？私はピアノもギターも弾けない。もちろん歌は不得手だ。その時に、長年親しくさせて頂いている南こうせつさんの息子さん（医師です）から、別件でメールを頂いた。そのタイミングに驚くとともに、これはこうせつさんに作曲してもらえという神様の思し召しではと感じた。そこで早速、こうせつさんと奥様に、「このような詩を書いてみたが、歌になりますか？」と連絡してみた。すると、即座に「できます」との返信が。驚いているうちに、数日で歌が出来上がってしまった。その歌詞は次のようである。

『コビッド19』

コビッド19（covid19）　やってきた
サイレント肺炎　怖いぞ
必ず防ぐぞ　手洗い・マスク・ステイホーム
握手とハグは　×《バツ》×《バツ》×《バツ》
ソーシャルディスタンス保ちつつ　笑顔の挨拶一番だ
今こそ all for one
今こそ one for all

コビッド19（covid19）　拡がるぞ
パンデミック突入　やばいぞ
絶対避けるぞ　密集・密接・密閉を
ＰＣＲ検査は　△《さんかく》△《さんかく》△《さんかく》

フォールス結果も時にある　やはり診察第一に
今こそ all for one
今こそ one for all

コビッド19（covid19）終わりそう
アウトブレイク　させないぞ
みんなで見せるぞ　手洗い・マスク・日本の力
アルコール消毒は　〇《まる》　〇《まる》　〇《まる》
ゆるみは禁物第2波と　続く第3波にご注意を
今こそ all for one
今こそ one for all

因みに歌はYouTubeで次のURLで見聞くことができる。「こうせつ、コロナ」で検索するとすぐに出てくる。

https://www.youtube.com/watch?v=Lj41vzf2Gmk

こうせつさんからは楽譜も送られてきた（図1）。この歌が人口に膾炙され、自然のうちに感染症予防に役立ってくれればありがたい。

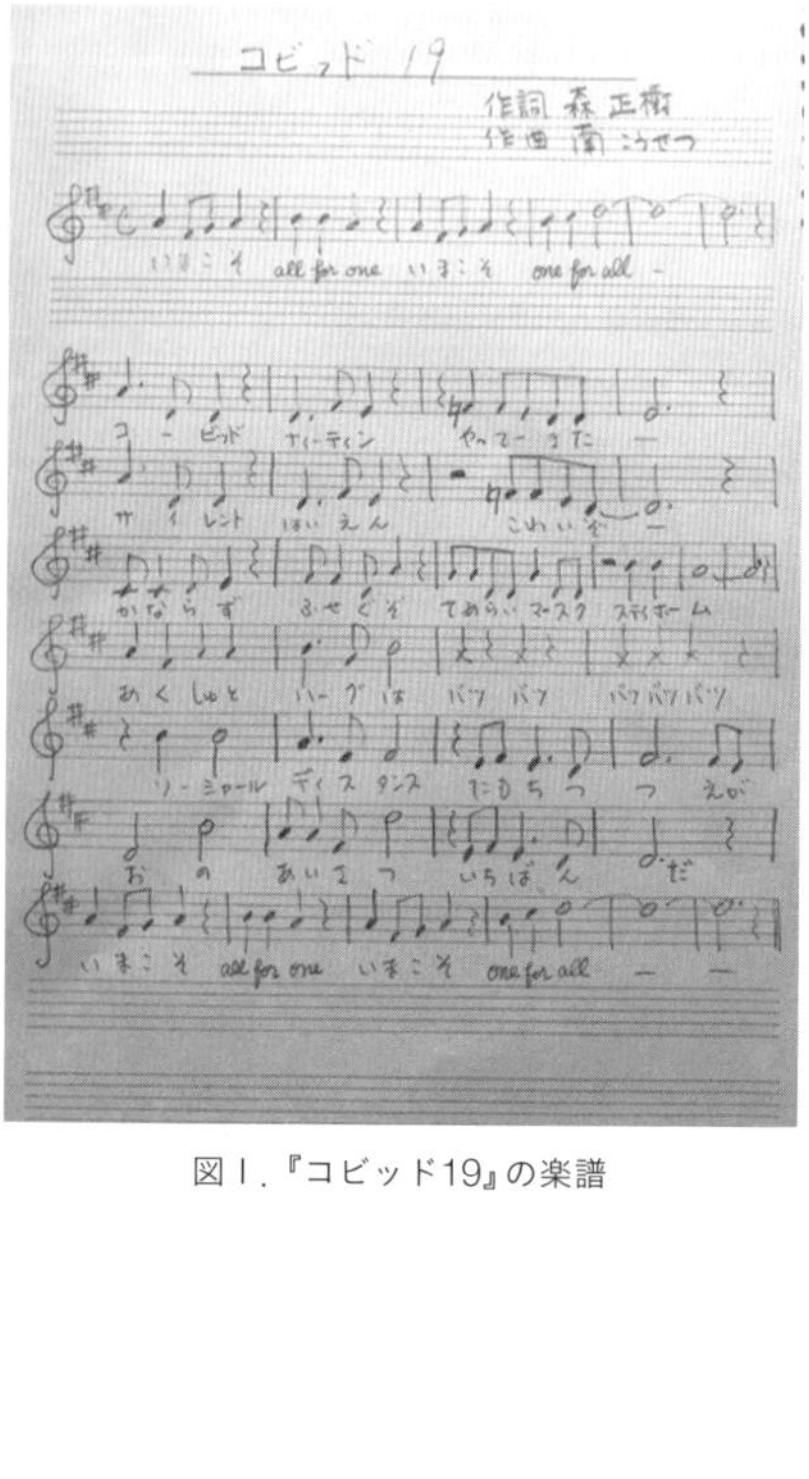
コビッド 19
作詞 森正樹
作曲 南こうせつ
いまこそ all for one いまこそ one for all
コ ー ビッド ナィーティン やってーきた ー
サ イ レント はいえん
かならず ふせぐぞ てあらい マースク スティホーム
あくしゅと ハーグは バツ バツ バツバツバツ
ソーシャル ディスタンス たもちつつ えが
お の あいさつ いちばんだ
いまこそ all for one いまこそ one for all

図1．『コビッド19』の楽譜

QRコードを
読み取ると
YouTubeに
移動します
▼

ところで、何故、南こうせつさんという、誰からも愛される偉大な歌手が、一介の医師のために作曲してくれたのか、不思議に思われる方が多いと思う。かくいう私自身が不思議に思っているが。私が別府市の九州大学病院別府病院（当時は九州大学生体防御医学研究所附属病院）に勤務していた頃、別府市近辺にお住いのこうせつさん一家と知り合う機会があった。「神田川」、「マキシーのために」、「好きだった人」、「妹」、「夢一夜」などなど多数の名曲を発表している日本を代表する歌手であり、誰からも愛されている方である。奥様はさらに素敵な方で、エッセイストでもあり、私が見るところ、こうせつさんは明かに奥様の手のひらで泳いでおられる（知らんけど！）。当時、息子さんが医学部志望ということもあり、折に触れて相談にのることもあった。その様な縁で、私にとってありがたいお付き合いが始まり、そして現在も続いている。とても光栄なことで感謝している。こうせつさんの多くの名曲の中でも私は「うちのお父さん」が何となく最も好きだ。尊敬する自身の父親を思い出すからだ。

今回のコロナ騒動は、今更ながら感染症の怖さを教えてくれたが、今後も未知なる感染症が発生する可能性は十分にある。今回の経験を検討して次回に生かさなければならないが、多くの場合、この歌に書いているることを実践すれば、かなり防げるのではないかと考えている（知らんけど！）。

こうせつさんは2018年9月に私が担当して、大阪で開催させて頂いた第77回日本癌学会にも参加してくれた（図2）。参加した会員からは

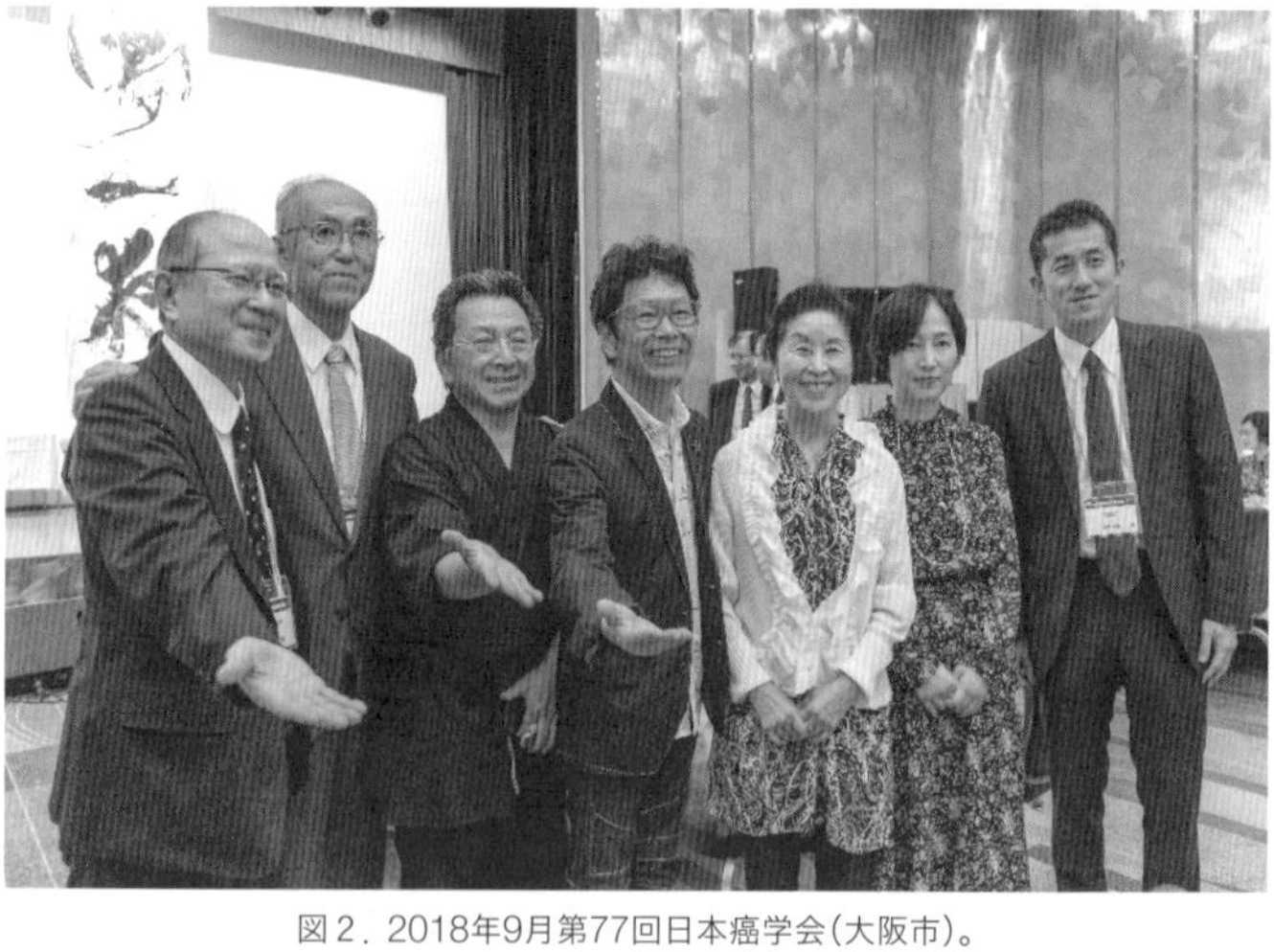

図2．2018年9月第77回日本癌学会（大阪市）。
南こうせつさん、恩師の杉町圭蔵先生らと（協力：若洲翔君）。

学会内容についてのコメントはなくても、こうせつさんの歌がとても良かったといわれる事が多く、感謝あるのみである。現在、70歳を超える年齢になっているると思うが、歌も声も行動も若々しく、少なくとも90歳までは歌い続けられると確信している。今後も世の中を明るくし、世の人に元気を与える歌を歌い続けて欲しい。

第21話

アフターコロナの社会変化

2021年3月で大学教授としての生活を終える。先ずは大学卒業後40年余りが経つが、無事にここまで来られたことに安堵している。これまでの皆様のご支援に心から感謝申し上げる。

さて、この時期、世の中はコロナで大変な状況にあり、私どもは病院職員の一員としてコロナ対策の最前線で緊張して勤務に当たっている。医師の働き方改革が議論されている最中であるが、流石にこの逼迫した状況下では、その議論がむなしく感じられる。さて、このコロナ騒動で社会生活が大きく変わりそうと感じているので、アフターコロナの社会変化について考えてみる。

今後、大きく変化すると予想される事の一つは、交通機関の需要低下である。普段、出張に利用しているJALやANAなどの飛行機や新幹線の需要が急激に下がるであろう（図1）。私は学会の役職などの関係で、この2月までは毎週2－3回の東京出張や、2か月に1回程度の海外出張が続いていた。しかし、コロナの広がりにつれて、出張禁止令が出されたため、当初は会議が中止になっていた。しかし、そのうちに開催の必要性に迫られるようになったため、多くはweb会議に変更されていった。当初は違和感のあったweb会議であるが、毎週数回の会議に参加するうちに、大変便利であると感じ出した。何より良い点は、自宅にいながら会議に参加できることであり、東京への移動時間が全く不要となったことである。時間が大いに有効利用できるようになった。ま

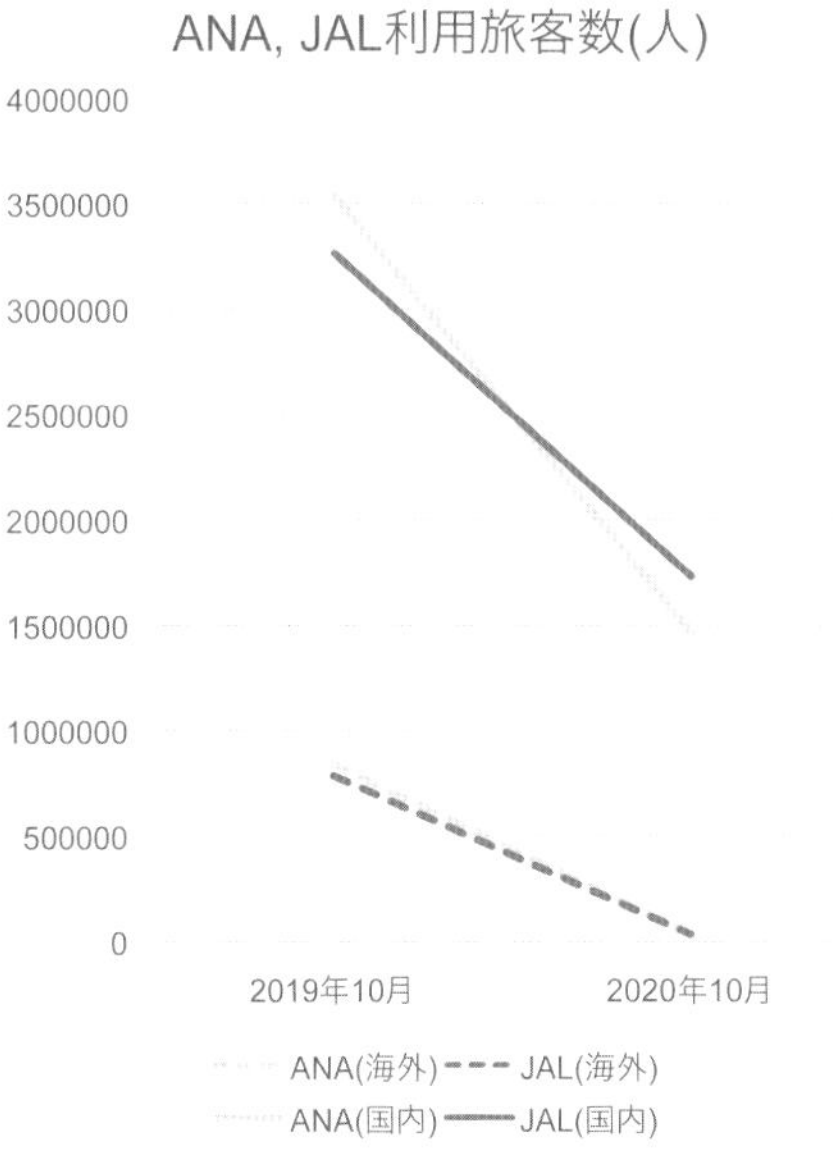

図1. 2019年10月と2020年10月の比較

ANA	：海外→95.5%減	国内→58.6%減
JAL	：海外→95.6%減	国内→47.0%減

た、web会議ではface to faceによる、いわゆる「阿吽の呼吸」的な、古き良き日本的な習慣が失われるのではないか、との危惧があったが、それも払拭された感がある。実際にやってみると、モニターにそれぞれの参加者の顔が映し出されるので、表情が良く分かり、参加者のそれぞれが何を考えているか、おおよそ理解できる。欠点としては、常時モニターを注視しながら、ある程度集中しておく必要があり、会議中に寝られないことである。このweb会議の実用性と利便性は、会議の回数が増えるにつれて、ますます加速されると感じる。以前感じていたタイムラグや通信の不具合も少なくなっている。そうなると、仮にコロナが収束しても、皆が集まりface to faceで行う元のような会議には戻らなくなるのではないかと思う。そのため、飛行機や新幹線の利用はコロナが収束しても、元のレベルには回復しないであろう。交通関係の会社の危機であるが、どう乗り切るか、注視したい。因みにANAホールディングスの片野坂真哉社長は私の友人（中学・高校の同級生）であり、頑張って欲しい。

次は勤務状況の変革である。コロナ騒動の渦中では、多くの企業が在宅勤務を推奨せざるを得なくなった。そのため、家庭では家族の団結が増したという話や、逆にぎくしゃくしだしたなどの話も耳にするが、左様な問題はさておき、東京や大阪ではサラリーマンの勤務形態が大きく変わる可能性が高い。現在続いている在宅勤務がうまく継続できると、会社に行かなくても仕事はできるという事実に、多くの人が気づくであろう。いや、もうすでに気づいている。これまで常態化していた満員電車に揺られての通勤の必要性がなくなる可能性が高い。あるいは全面的に在宅勤務にしないまでも、出社や退社の時間をフレキシブルにすることで、通勤の混雑が避けられる。かなり利点が多いのではないだろうか。

医療の世界では学会開催について、変化が起き始めている。医学の学会は非常に多く、特に外科領域では外科医減少が起こっている割には、学会や研究会はむしろ増えている。これでは若い外科医には負担増になるばかりである。外科学会としても何とか学会を減らすべく活動を行っている。具体的には外科学会とそのサブスペ領域（たとえば心臓血管外科、消化器外科、呼吸器外科、小児外科など）の学会をまとめてsurgical weekとして同一会場、同一日程で行おうと模索している。これにより、学会参加が一回は減る勘定であり、その分、出張にかかる経費も減らすことができる。これはあくまでもこれまでのような会場参加型を想定してのことであったが、今回のコロナ騒動で学会もwebで開くことが広がり始め、様相が変わりつつある。学会のweb開催がどの程度まで進歩・普及するか、現時点では不明であるが、もしも同一会場に集まらなくてもwebで学会参加できるのであれば、大変革になると思う。今後は学会の在り方自体も大きく変わる可能性があり、それにより若い外科医の負担が減るのであれば、大歓迎であり、期待したい。

もう一つの変革は外食の機会が減る可能性である。緊急事態宣言が出され、外食産業は大きな痛手を被っている。その中でわずかな収益を見込んで、個々のお店が持ち帰り用の食事（弁当など）を販売し始めた。昔はラーメンやソバなど、出前を頼むことがあったが、最近はほとんどなくなり、代わってピザの宅配が浸透している。コロナ騒動下で、ピザの宅配はますます売り上げを伸ばしているようだ。他方で一流のフレンチやイタリアンのレストランでも、黙ってはおらず、急場しのぎに持ち帰り用のメニューを始めているところがある。当初は馴染みがなく、これで商売になるか不安視されていたようであるが、徐々に売り上げを伸ばしていると聞く。そうなるとレストランに出向いて食事をするよりは、持ち帰りやデリバリーを頼んで、自宅でゆっくりと食事をするほうが良いと考える人が増えていくのではないだろうか。あるいはそれに慣れてしまうのではないだろうか。お店に行く食事の形態から自宅で楽しむ食事の形態への転換が進むかもしれない。

人々の感染症に対する認識が大きく変わった点も見逃せない。当たり前であるが、インフルエンザなどの呼吸器感染症は飛沫感染や接触感染が主であるが、今回の騒動で、それが国民に広く認識されつつある。もともと日本人はスギ花粉などへのアレルギーに対し、マスク着用には違和感を抱いていなかった（図2）。アメリカやヨーロッパに行ったときにはマスクをしている人が全くおらず、驚いたこともあったが、最近では欧米でもマスク着用は普通の事になっている。

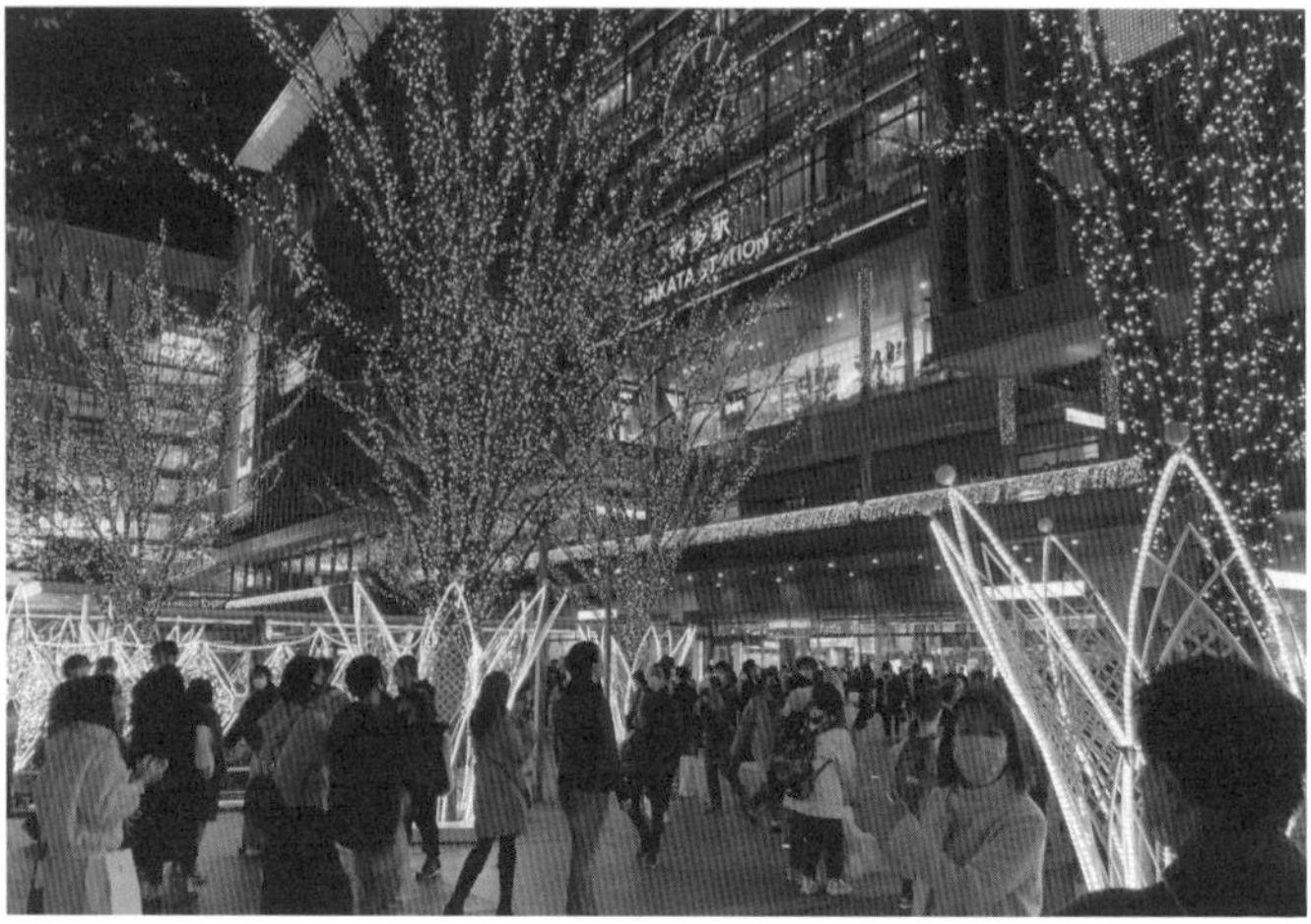

図2. 2020年12月某日。博多駅周辺のイルミネーションを楽しむマスク着用人（野中謙太朗君が撮影）。

また、日本人は本来、挨拶は会釈で行っており、握手やハグは欧米人のしぐさであった。しかしグローバル化が進む中で、特に若者の間では握手やハグは当たり前になりつつある。コロナ騒動で再び古来からの日本式の挨拶が、若者にも見直されるのではないかと期待している。熱しやすく冷めやすい日本人であるが、「喉元過ぎれば……」ではなく、今後も国民が感染症の怖さを認識し、手洗いや消毒などの概念を当たり前にしてもらえると、今回のコロナ騒動も、ただの脅威ではなく、教訓になるかもしれないなどと考えている。因みにその様な観点から『コビッド19』（作詞：森　正樹、作曲：南こうせつ）を作り、啓蒙を試みている。YouTubeで、「こうせつ、コロナ」で検索すると、すぐに出てくる。聞いて頂ければ幸いである。

私の大学生活最後の年はコロナ騒動という世界中が震撼する出来事があった。

（図3）

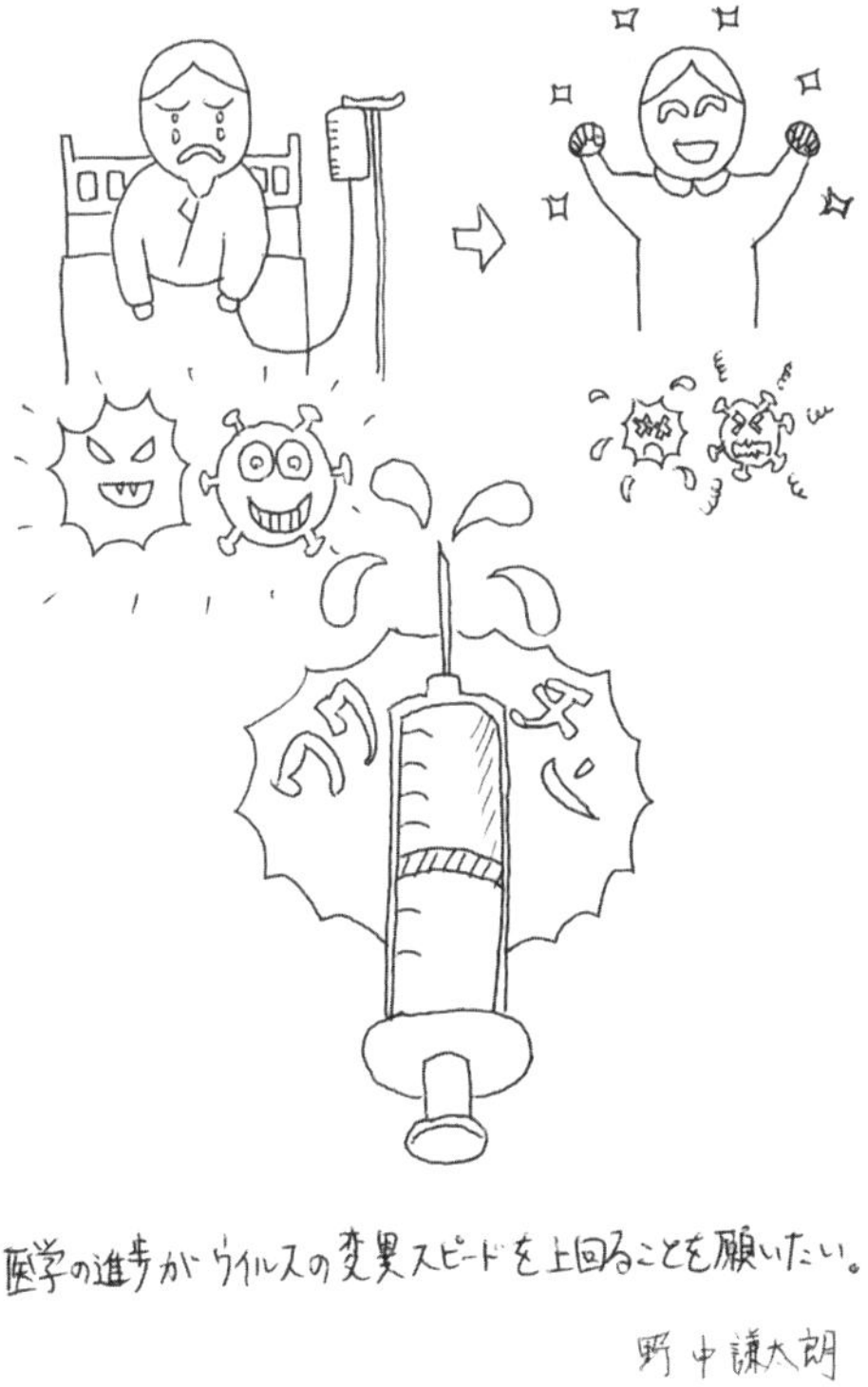
ワクチン
医学の進歩がウイルスの変異スピードを上回ることを願いたい。
野中謙太朗

長く記憶に残るであろう。感染症が多くの死者を出すだけではなく、経済や世の中の仕組みにまで大きな影響を及ぼすことを、まざまざと体験している。特に勤務形態、出張手段、学会の開催方法、外食の在り方など、これまでの身近な社会生活の様式自体が大きく変化する予感もする。災い転じて福となすようになればと願わざるを得ない。また、今後も医学は進歩し続けるであろうが、ウイルスの変異のスピードがそれを上回らないように祈りたいものだ（図3）。

おわりに

コロナで時間ができたおかげで、いくつかのエッセーをしたためることができた。それをまとめて「外科医から観たマクロの社会学」の続編として発刊することになった。

感染拡大予防のため、若い医局員と食事をする機会や、面と向かって話し合いをする機会を減らさざるを得なかった。それでも、少しでも彼らとつながりを持ちたいと思い、ある策を思いついた。21編のエッセーを準備したが、一人1編のエッセーを読んでもらい、その内容からイメージするものを、イラストや写真で表現してもらおうと考えたのである。彼らとのやり取りの中で、絆を確認したいと考えた。最初に依頼した時は、彼らがインターネットで調べた写真を私のところに持ってきて、「どうですか?」という感じで差し出した。私としては、ネットで調べたものを安直に持ってくるのではなく、エッセーの内容を本人がよく理解し、そして自分自身で作成したものを持ってきて欲しいと依頼しなおした。その様なやり取りを2、3度行った後に出来上がった添付図やイラストには、各人の思いがこもっている。医局員に余計な時間を強制したように思うが、私としては彼らとのやり取りが楽しく、思いを共有できた点で、大変に嬉しく、ありがたく思っている。また、絆《つながり》を確認できて安堵している。協力してくれた次の医局員に感謝する。

上尾裕紀、島垣智成、酒井陽玄、宮下　優、古賀直道、蓮田博文、城後友望子、藤本禎明、栗山直剛、木下郁彦、原武直紀、黒瀬　俊、森永哲成、冨山貴央、伊勢田憲史、佐野瑛貴、奥　結華、小野雄生、吉野伸一郎、若洲　翔、野中謙太朗

さらに、医局長の古山正君はじめスタッフの皆さん、土橋淳子さんはじめ医局秘書の皆さんにも校正など協力いただいた。感謝する。

ところで、表紙の私の似顔絵は九州大学医学研究院・発生再生医学分野の目野主税教授の奥様により描かれたものである。たまたま心臓の左右差についてお聞きするために、目野教授のお部屋を訪れた際に、教授室のボードに目野教授の似顔絵が

描かれていたのが目に入った。どなたが描かれたかを尋ねると奥様との事。早速私の似顔絵をお願いした次第である。また、この本の作成には大道学館の古山正史さん（医局長の古山君の叔父です）とミドリ印刷の坂本ゆかりさんのお力が欠かせなかった。衷心より感謝する。最後に２０２１年３月末で大学を定年退官するまで長く支えてくれた妻の早百合と、子供たち（竹谷俊輔・美智子夫妻、森正暁）に感謝する。

著者プロフィール

森　正樹
（もり・まさき）

［学歴］
一九八〇年三月　九州大学医学部卒業
一九八六年三月　九州大学医学系大学院修了

［職歴］
一九九八年　九州大学生体防御医学研究所教授
二〇〇八年　大阪大学大学院消化器外科教授
二〇一八年　九州大学大学院消化器・総合外科教授

［所属学会など］
日本医学会・医学会連合（副会長二〇一九年六月～）
日本外科学会（理事長二〇一七年～）
日本消化器外科学会（理事長二〇一一～二〇一五年）
日本癌学会（副理事長二〇一六年～）

［その他］
アメリカ外科学会名誉会員（二〇一八年～）
中南大学（中国）名誉教授（二〇一八年～）

［資格］
日本内視鏡外科学会技術認定医（大腸）（二〇一一年～）
ダ・ビンチ手術認定医（二〇一八年～）

［役員など］
日本学術会議第二三期会員（二〇一四～二〇二〇年）

［賞罰］
日本医師会医学賞（二〇一〇年）
高松宮妃癌研究基金学術賞（二〇一三年）
日本癌学会長與又郎賞（二〇一九年）
日本癌治療学会中山恒明賞（二〇二〇年）
アメリカ腫瘍外科学会栄誉賞（二〇二〇年）
紫綬褒章（二〇二〇年）

外科医《げかい》から観《み》た
マクロの社会学《しゃかいがく》Ⅱ

二〇二一年三月二十二日　初版第一刷発行

［著　者］森　正　樹

［発 行 者］古 山 正 史
［発 行 所］大道学館出版部
九州大学医学部 法医学教室内
〒八一二-八五八二 福岡市東区馬出三丁目一-一
TEL ○九二-六四二-六八九五
郵便振替 ○一七二○-九-三九五一二

［印刷・製本］株式会社ミドリ印刷
福岡市博多区博多駅南六丁目一七-一二

ISBN978-4-924391-88-8 printed in Japan